Lisa Hood

Yoga mit der Kraft des Mondes

Asanas, Flows und Rituale für mehr Ausgeglichenheit, Energie und innere Stärke

riva

Inhalt

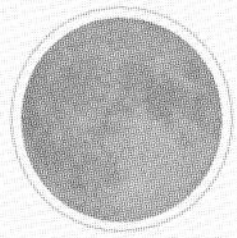

Einleitung 6

Die Mondphasen 16

Warm-up für alle Monde 18

Die Mondphasen

Neumond 20

Zunehmende Sichel 30

Erstes Viertel 40

Zunehmender Halbmond 50

Vollmond 60

Abnehmender Halbmond 70

Letztes Viertel 80

Abnehmende Sichel 90

Dunkler Mond 100

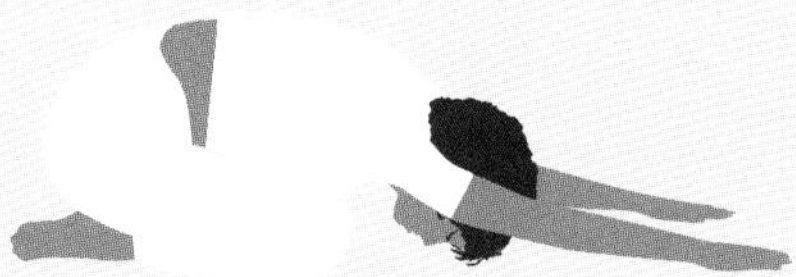

Vollmondhaltungen

Januar | Wolfsmond 112
Februar | Schneemond 113
März | Wurmmond 114
April | Rosa Mond 115
Mai | Blumenmond 116
Juni | Erdbeermond 117
Juli | Bockmond 118
August | Störmond 119
September | Maismond 120
Oktober | Jägermond 121
November | Bibermond 122
Dezember | Kalter Mond 123

Über die Autorin 125
Über die Illustratoren 127
Dank 127

Einleitung

Warum ich dieses Buch geschrieben habe? Die Antwort auf diese Frage hat in meinen Augen zwei Teile. Erstens: Warum Bewegung im Einklang mit dem Mond? Ob du es merkst oder nicht, wir alle stehen in Verbindung mit der Energie des Mondes. Frau Luna beeinflusst die Gezeiten, ihr Anblick erweckt Ehrfurcht, wenn sie am vollsten ist – die magnetische Anziehungskraft des Mondes lässt sich nicht leugnen. Sowohl deine Gefühle als auch dein tägliches Energielevel hängen mit dem Mond zusammen. Am liebsten würden wir immerzu wie ein riesiger leuchtender Vollmond – voller Freude und Positivität – strahlen, aber das ist einfach nicht realistisch und nicht nachhaltig. Wenn du die verschiedenen Energien der einzelnen Mondphasen verstehst, kannst du dich harmonischer durchs Leben bewegen. Wenn du weißt, wann du Entschleunigung und Ruhe brauchst, und wann du Kraft für Aktivität und Veränderung hast, fühlst du dich energiegeladener und aufgeweckter. So lebst du bewusster, kreativer und produktiver. Alles in der Natur bewegt sich in Zyklen, und jetzt ist es an der Zeit, dass auch du dich in deinen eigenen, mit dem Mond im Einklang stehenden Zyklus einschwingst. Ich verspreche dir, dass du schon sehr bald einen Unterschied bemerken wirst.

Und zweitens: Warum Yoga mit dem Mond? Yoga bietet viele verschiedene Stile und Dynamiken, welche die Energien, die mit jeder Mondphase verbunden sind, ergänzen können. Ich praktiziere nicht nur eine Art von Yoga, denn a) das würde mich langweilen, und b) was ich am Tag erlebt, was ich gegessen und wie viel ich geschlafen habe, bestimmt, wie ich mich fühle und welche Energie ich in meine Yoga-Praxis einbringen kann. Es geht nicht um einzelne Bewegungen oder Haltungen, sondern um den Moment des In-sich-Gehens, in dem wir merken, wie unser Körper sich anfühlt, welche Gedanken und Empfindungen in uns auftauchen. Wenn wir Yoga praktizieren, bewegen wir physikalisch Energie im Körper: Blut wird durch den Körper gepumpt, uns wird ein wenig warm, Endorphine und Wohlfühlhormone werden ausgeschüttet, die ein durchdringendes Wohlgefühl in Körper und Geist erzeugen.

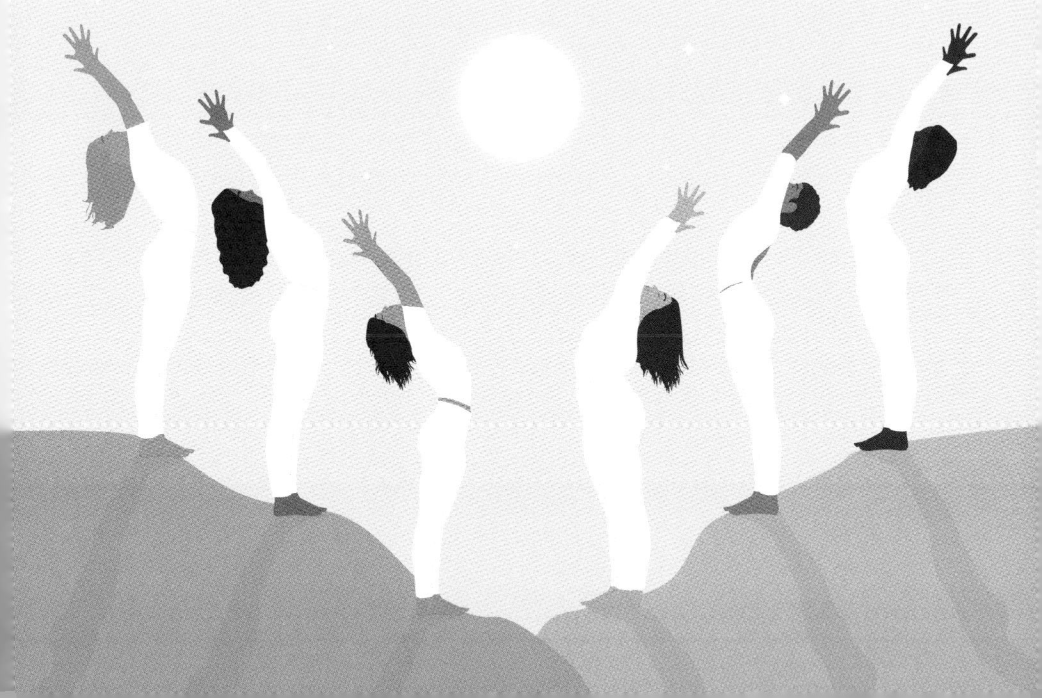

Diese Energieverschiebung der Yoga-Praxis ist deshalb so wichtig, weil dadurch im Körper angestaute oder stagnierende Energien beseitigt werden, die sich sonst in Trägheit, Müdigkeit und Uninspiriertheit äußern. Unser Körper ist sehr klug und weise, aber er braucht ein wenig Hilfe beim Loswerden unerwünschter Emotionen und Gefühle, die wir nicht ändern können. Yoga hilft uns beim Loslassen und Sich-Hingeben, sodass wir zu einer ausgeglicheneren, bewussteren und harmonischeren Lebensweise finden.

Das Üben von Yoga hat mir die Möglichkeit eröffnet, mich mit meinem eigenen spirituellen Weg zu verbinden. Ich hoffe, ich schrecke dich damit nicht ab – es ist schon komisch, dass das Wort »spirituell« oft abschreckend wirkt. Warum sträuben wir uns so vor diesem Wort? Bei mir begann die Annäherung, als ich vor vielen, vielen Jahren mit Ashtanga-Yoga im Mysore-Stil anfing. In diesem Yogastil wird an Neumondtagen nicht geübt, und es wird dazu geraten, dass man sich ausruht und Stille praktiziert. Das faszinierte mich sehr und hat mich dazu veranlasst, mich mehr mit dem Thema zu beschäftigen. So begann meine Faszination für den Mond. Ich machte mich über die Mondphasen schlau, um mich in eine Lebensweise hineinzufinden, mit der ich glücklich sein könnte. Meine spirituelle Reise wächst stetig und wie die Mondphasen nimmt sie mit verschiedenen Energien zu und ab, während ich mich durch mein Leben bewege. Ich habe kleine Rituale, die ich jeden Tag praktiziere, und begehe größere Zeremonien, wenn ich die Zeit und Energie dazu habe.

Ich wünsche dir, dass du durch die Entscheidungen, die du triffst, in deine Energie kommst und darauf vertraust, dass alles, was du tust, zu deinem größeren Wohl ist. Tief in deinem Inneren weißt du das, also vertrau ruhig darauf.

Mit diesem Buch verbinde ich die Absicht und den Wunsch, dass es dir dabei hilft, die Mondphasen zu verstehen und zu erfühlen. Dazu bietet es Übungsfolgen, Journaling-Ideen, Affirmationen und kurze Rituale, die zu jeder Mondphase passen. Es führt dich zu einem tieferen Verständnis für dich selbst und gibt dir Kenntnisse an die Hand, auf die du immer wieder zurückkommen kannst.

Dieses Buch ist für alle geeignet, egal welchen Alters oder Geschlechts, welcher ethnischen Herkunft oder Körpergröße. Für alle ist etwas dabei. Da ich weiß, wie beschäftigt du bist, habe ich dieses Buch besonders leicht zugänglich gemacht, auch für Workaholics, überforderte Eltern und Leute mit Ausreden! Es gibt Einheiten, die aus nur einer Haltung bestehen, aber auch längere Flows, Mini-Rituale, positive Affirmationen und Journalingideen, die zur Kontemplation einladen. Ich möchte, dass dir klar ist, dass du nicht alles davon machen musst. Such dir was aus, stell dir was zusammen, bieg es dir zurecht. Und wenn du eine Mondphase verpasst, ist das natürlich auch in Ordnung! Nimm dir aus diesem Buch, was du brauchst, und entwickle es weiter, ganz nach deinen eigenen Bedürfnissen. Das Schöne an Bewegung und Ritualen ist, dass es keine Regeln gibt. Sei offen, reagiere und folge deinem Herzen.

Alle Übungen und Rituale in diesem Buch wende ich selbst an – aber auch nicht bei jeder Mondphase. Schön wär's, wenn ich es könnte, aber ich habe zwei kleine Kinder – und lebe in der gleichen echten Welt wie du! Doch wenn ich die Möglichkeit und die Zeit und Kraft habe, ist die Yoga-Praxis immer ein wunderschönes Erlebnis. Ich betrachte die Mondphasen gerne als Wegmarken im Laufe des Monats, anhand derer ich sehen kann, wo ich stehe, und wie ich mich fühle. Indem ich meine Vorhaben daran messe, überprüfe ich, wie meine Reise vorangeht. Das sind wichtige Momente, für die man sich Zeit nehmen sollte, gerade wenn man ein so unglaublich beschäftigtes Leben führt.

Meine wichtigste Botschaft ist jedoch, wie erstaunlich, wunderbar und kolossal einzigartig wir alle sind, und dass wir alle unseren eigenen Weg vor und hinter uns haben. Da unsere Reise manchmal schwierig und manchmal erbaulich sein wird, brauchen wir zu verschiedenen Zeiten verschiedene Dinge. Und das ist völlig in Ordnung. Es ist sogar mehr als in Ordnung – es gibt absolut keine Regeln. Sei ein Yogi, sei ein Rockstar, lebe deine spirituelle Seite. Verehre den Mond, umarme Bäume. Trink Kaffee, genieße Wein, gehe aus und feiere. Sei alles, denn es ist dein Leben.

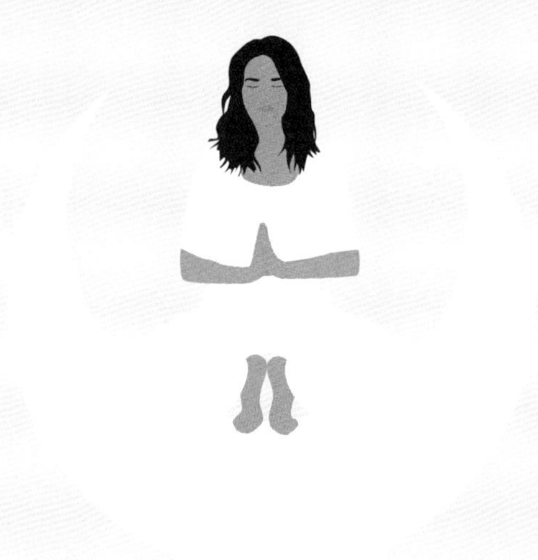

Was du brauchst

Im Folgenden findest du eine kurze Liste der Dinge, die du für die Übungen in diesem Buch brauchst:

Yogamatte
Yoga-Blöcke (zwei reichen)
Bolster (oder ein paar in ein Handtuch gewickelte Kissen)
Tagebuch/Notizbuch/Papier sowie Stift/Bleistift
weiche, locker sitzende Kleidung

Wie man Mond-Yoga praktiziert

Die Übungen mit nur einer Haltung sind Yin-Positionen. Ich liebe Yin-Yoga abgöttisch. Es ist bei Weitem die anspruchsvollste und gleichzeitig die wohltuendste Art des Yogas. Yin-Yoga ist sehr behutsam, denn dabei nimmt man eine Haltung ein und verharrt darin eine gewisse Zeit lang. Das Stillhalten ist wahrscheinlich das Schwierigste daran. Vielleicht nicht für alle, aber für viele. Wenn es dir schwerfällt, ist das völlig normal und in Ordnung so. Bleib dran, übe weiter das Stillhalten. Es wird dir helfen, Ruhe in den Körper und in den Geist zu bringen, das verspreche ich dir.

Das eigentlich Magische an den Yin-Haltungen ist für mich der Rebound-Effekt. Der Rebound ist im Grunde die Ruhehaltung (*Shavasana*): völliges Loslassen, keine Bewegung, still sein und entspannen. Nach jeder Yin-Haltung solltest du dir einen Moment des Rebounds gönnen, der mindestens eine Minute lang dauern sollte. Dieser Rebound ist ein magi-

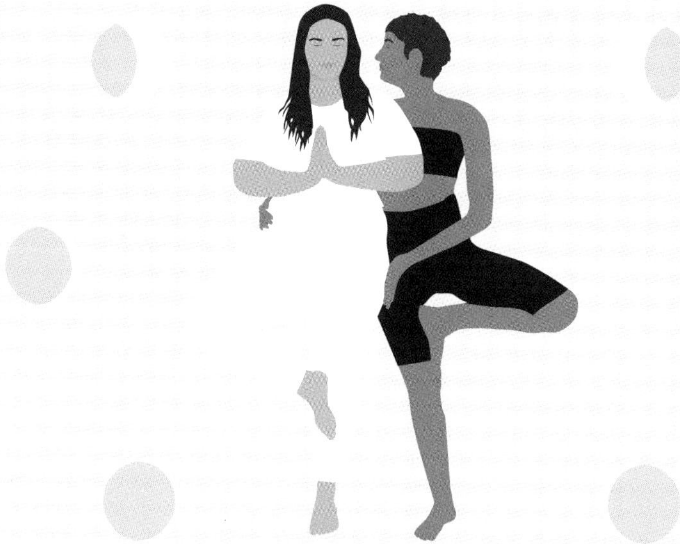

scher Moment, denn er erlaubt dir, die Wirkungen der vorangegangenen Yin-Haltung zu erspüren; er hilft dir, die aufkommenden Empfindungen wahrzunehmen und dir deine Emotionen bewusst zu machen; und er hilft dir, im Augenblick präsent zu sein. Diese Pause ist etwas ganz Besonderes, da sie dir Zugang zu deiner Energie gewährt, also gib dich diesem Moment ruhig hin. Erlaube deinem Körper, in der Ruhe zu erstrahlen, und erlaube dir, dich in deinem Körper als Passagier*in zu erleben. Denke daran, dass es dabei kein Richtig oder Falsch gibt, sondern dass alles, was du fühlst, genau das Richtige für dich ist.

Die Yoga-Flows, die ich kreiert habe, sind anders als das, was du vielleicht an Vinyasas kennst. Du wirst in diesem Buch keine einzige klassische Plank finden, und auch gar nicht so viele herabschauende Hunde! Die Flows sollen die Energie der Mondphasen bündeln: Einige sind langsam und erholsam, andere aktiv und dynamisch. Alle Folgen sind so konzipiert, dass sie sich wiederholen lassen, sodass du dich hoffentlich leicht an sie erinnerst und mühelos in die Bewegung und das Gefühl der Haltungen eintauchen kannst. Um dich mit den Bewegungen vertraut zu machen, kannst du dich auch selbst dabei aufnehmen, wie du die Anleitungen laut sprichst und sie dann abspielen und der eigenen Stimme folgen. Ich hoffe, dass die Flows alle sehr leicht zugänglich sind. Aber wenn sich das, was ich vorgeschlagen habe, für dich nicht richtig anfühlt und du intuitiv spürst, dass du es anders machen müsstest, dann bitte tu das, denn ich möchte, dass du dich in der Bewegung frei fühlst. Die Kopplung zwischen der Mondenergie und deiner Intuition ist eine wahre Traumhochzeit. Folge vor allem dem, was du fühlst. Es wird genau das sein, was du brauchst.

Bei den Ritualen habe ich bewusst darauf geachtet, dass du alles, was du brauchst, entweder schon zu Hause hast oder im Garten und in der Natur finden kannst. Es kann ganz schön sein, sich ein bestimmtes Kleidungsstück für die Durchführung der Rituale zu reservieren. Für mich ist es ein schönes, weißes, fließendes Vintage-Oberteil, das ich immer trage, wenn ich Rituale und Zeremonien leite oder mitmache. Es fühlt sich immer wie ein geheiligtes und besonderes Kleidungsstück an, in dem ich viele schöne und denkwürdige Erfahrungen gemacht habe. Für dich mag es ein Schal, ein Pullover oder vielleicht sogar ein Schmuckstück sein. Vielleicht etwas, das dir jemand Nahestehendes oder jemand für dich Wichtiges geschenkt hat. Wenn du ein solches besonderes Kleidungsstück oder Accessoire trägst, signalisierst du dem Körper und der Seele, dass du dir Zeit für dich selbst nimmst und eine heilige Übung beginnen wirst. Es ermöglicht dem Geist, dem Körper und dem Herzen, sich zu konzentrieren und bringt ein Gefühl von Klarheit und Ruhe.

Vor dem Führen eines Tagebuchs haben manche Menschen eine gewisse Scheu, aber ich möchte dir versichern, dass es gar nicht so schwierig ist. In Wirklichkeit ist es eine sehr einfache Übung. Man braucht vielleicht ein wenig Zeit, um sich darauf einzulassen, aber wenn man sich erst einmal getraut hat, wird es schnell zu einer wunderbaren Gewohnheit. Das Journaling bietet die Chance, die eigenen Gedanken und Gefühle einfach aufs Papier fließen zu lassen. Nimm meine Anregungen auf und schreibe genau das, was dir in den Sinn kommt. Manchmal ist es nur eine Liste, manchmal werden es viele Seiten. Vielleicht kritzelst oder skizzierst du, und womöglich fallen dir Farben, Muster, Tiere oder Symbole ein. All das ist großartig und wird sicherlich genau das sein, was du gerade brauchst.

Ich lese mir gerne durch, was ich geschrieben habe, um zu sehen, was mir eingefallen ist, aber das mögen nicht alle. Ich sehe darin eine großartige Möglichkeit, zurückzublicken, zu reflektieren und zu sehen, wie weit ich auf meinem Weg gekommen bin. Es ist ein kraftvolles, meditatives Mittel und doch so einfach. Nur deine Gedanken und deine Worte. Die vorgeschlagenen Affirmationen sind Hilfen für das positive Denken. Sie geben emotionale Unterstützung, Kraft und Selbstvertrauen. Auch bei der Arbeit mit Affirmationen gibt es keinen richtigen oder falschen Weg. Manchen tut es gut, sie laut auszusprechen. Du schreibst sie dir vielleicht lieber immer wieder auf, vielleicht im Tagebuch, vielleicht auf Zetteln, die du irgendwo anbringst, wo du sie täglich siehst und dich an ihre Aussage erinnerst. Probiere aus, was für dich funktioniert, experimentiere ein bisschen.

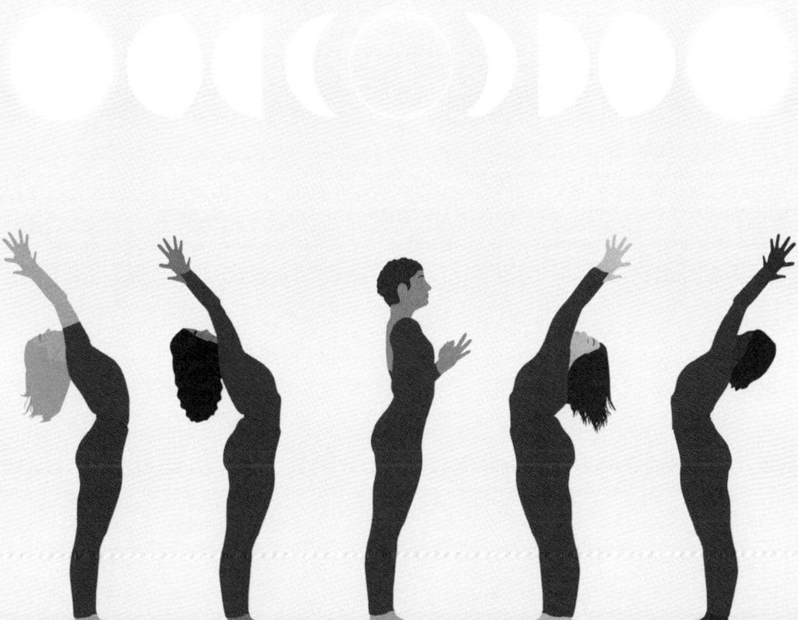

Die Mondphasen

Was genau ist eine Mondphase? Jedes Mal, wenn du in den Himmel schaust, hat der Mond eine andere Form und Größe zwischen Neumond und Vollmond. In den verschiedenen Phasen offenbart sich die Position des Mondes im Verhältnis zur Sonne auf seiner Bahn um unsere Erde. Wir sehen nur den Teil des Mondes, der von der Sonne angestrahlt wird, und wir sehen immer nur eine Seite des Mondes – verrückt, oder? Das liegt an der »synchronen Rotation«: Der Mond braucht fast 28 Tage, um die Erde zu umrunden, und ungefähr genauso lange, um sich einmal um seine Achse zu drehen.

Neumond ist dann, wenn sich der Mond direkt zwischen der Erde und der Sonne befindet. Die Sonne beleuchtet dann die der Erde abgewandte Seite des Mondes, sodass am Himmel kein Mond zu sehen ist. Vollmond ist, wenn sich die Erde zwischen Sonne und Mond befindet, sodass unsere Himmelsbegleiterin vollständig beleuchtet ist und hell am Himmel erstrahlt.

Es gibt unterschiedliche Ansichten über die Anzahl der Mondphasen, sie reichen von fünf bis zwölf! Meine Zählung umfasst neun Phasen, beginnend mit dem Neumond und endend mit dem Dunklen Mond, der den Kreis schließt. Als Dunkler Mond wird ein zweiter Neumond im Monat bezeichnet. Diese Konstellation ist sehr selten. Sie steht für eine Zeit der Ruhe und Achtsamkeit und hat eine ganz andere Energie als der »normale« Neumond.

Die naheliegendste Methode, die aktuelle Phase zu erkennen, ist ein Blick auf den Mond, aber das setzt voraus, dass der Himmel klar ist! Es gibt jedoch viele Apps und Websites, die genau sagen, in welcher Phase sich der Mond gerade befindet.

Jede Mondphase dauert drei bis vier Tage, in denen man die entsprechenden Yoga-Übungen und Rituale genießen kann. Ich empfehle dir, deinen Mond-Yoga-Weg bei Neumond zu beginnen, damit du dich wie neugeboren fühlst.

Sichel bedeutet, dass weniger als die Hälfte des Mondes beleuchtet ist; Halbmond bedeutet, dass mehr als die Hälfte des Mondes beleuchtet ist; zunehmend bedeutet, dass Größe und Helligkeit anwachsen; und abnehmend bedeutet, dass Größe und Helligkeit nachlassen. Aus diesen Definitionen geht bereits hervor, welche Art von Energie Frau Luna erzeugt. Indem wir diesen Energien körperlich nachspüren, arbeiten wir im Einklang mit dem Mond und seinen Phasen.

Neumond

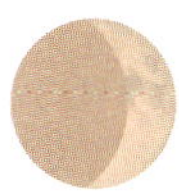

Zunehmende Sichel

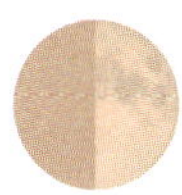

Erstes Viertel

Zunehmender Halbmond

Vollmond

Abnehmender Halbmond

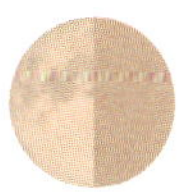

Letztes Viertel

Abnehmende Sichel

Dunkler Mond

Warm-up für alle Monde

Dieses einfache Aufwärmtraining kannst du durchführen, bevor du zu den Übungsfolgen für die jeweilige Mondphase übergehst. Es eignet sich für alle Energiephasen des Mondes und dient dazu, deine Gelenke zu mobilisieren, dich aufzuwärmen und die Energieströme im Körper zu aktivieren.

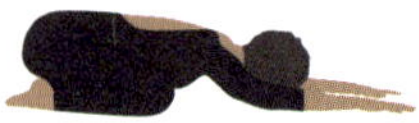

Beginne in der **Haltung des Kindes** (*Balasana*). Die Knie können gespreizt oder geschlossen sein. Bleibe einen Moment nah am Boden und mache dir bewusst, wie du dich gerade fühlst. Du kannst so lange innehalten, wie du möchtest, es gibt keinen Grund zur Eile.

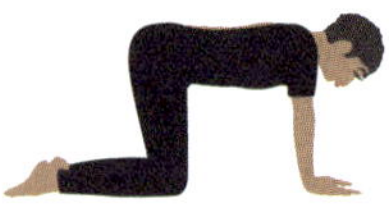

Wenn du bereit bist, kommst du in den **Vierfüßlerstand** (*Bharmanasana*) und lässt den Körper ein paarmal im Uhrzeigersinn kreisen. Spüre, wie sich dein Gewicht von einer Seite zur anderen und von vorne nach hinten verlagert. Wenn du etwa fünf oder sechs Kreise gemacht hast, wechselst du die Richtung.

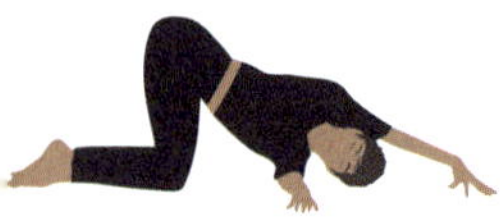

Komme im **Vierfüßlerstand** (*Bharmanasana*) zum Stehen, hebe den rechten Arm seitlich Richtung Decke und gehe in die **gedrehte Haltung des Kindes** (*Parsva Balasana*). Schiebe den rechten Arm unter dem linken hindurch, sodass das rechte Ohr und die rechte Schulter die Erde berühren. Die linke Hand kann direkt vor dem Gesicht liegen oder auch zum Kopfende der Matte hin. Bleibe ein paar Atemzüge lang in der Haltung und kehre in den **Vierfüßlerstand** (*Bharmanasana*) zurück, wenn du bereit bist. Hebe den linken Arm und führe ihn unter dem rechten hindurch, um auf der anderen Seite in die **gedrehte Haltung des Kindes** (*Parsva Balasana*) zu kommen. Lege dein Ohr auf die Erde und horche in dich hinein. Lasse den Atem tiefer werden und spüre in den Körper hinein.

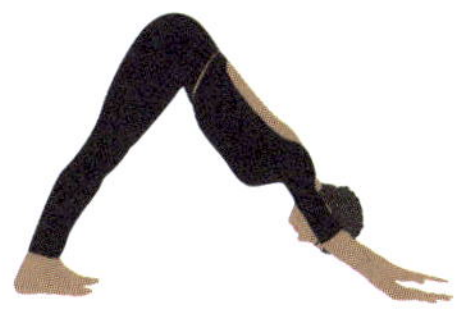

Wenn du bereit bist, kommst du wieder in den **Vierfüßlerstand** (*Bharmanasana*) und begibst dich dann in den **herabschauenden Hund** (*Adho Mukha Svanasana*). Hebe und senke abwechselnd die Fersen, bewege das Becken von einer Seite zur anderen, hebe vielleicht erst ein Bein, dann das andere. Bewege dich so, wie es sich für dich gut anfühlt. Wenn du bereit bist, laufe mit den Füßen schrittweise Richtung Kopf und gehe in die **stehende Vorbeuge** (*Uttanasana*). Die Füße stehen unter den Hüften, die Zehen zeigen nach vorne. Lasse den Kopf locker hängen, umfasse mit den Händen den gegenüberliegenden Ellbogen und lasse den Oberkörper von einer Seite zur anderen pendeln. Achte darauf, dass du den Oberkörper bewegst, nicht nur die Arme. Atme tief ein und stoße einen großen Seufzer aus. Atme noch einmal tief ein und lasse die Lippen beim Ausatmen vibrieren.

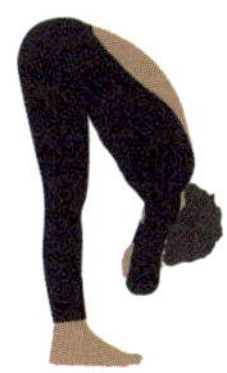

Lasse die Arme zu Boden sinken und richte dich dann Wirbel für Wirbel nach oben auf, zuletzt auch den Kopf.

Atme tief ein und hebe die Arme über den Kopf. Führe die Hände ausatmend vor dein Herz in die **Gebetshaltung** (*Anjali Mudra*). Das Gleiche noch zweimal: einatmend Arme heben, ausatmend Hände zum Herzen. Wenn du die Hände zum dritten Mal vor dem Herzen zusammenlegst, schließt du die Augen, widmest diese Yoga-Einheit dem Finden von Orientierung und Bestätigung und legst ein Ziel dafür fest. Das kann alles sein, was du willst, vielleicht einfach nur ein Gefühl, das du erreichen möchtest.

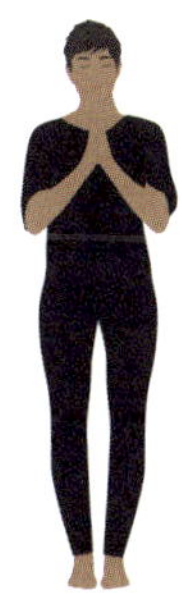

1. Phase

Neumond

Reflexion | Neuanfang | Erschaffung | Zielsetzung

Der Neumond ist wahrscheinlich meine Lieblings-Mondphase. (Wobei ich das Gefühl habe, dass ich das über alle Mondphasen sagen werde!) Der Neumond vermittelt schon dem Namen nach das Gefühl, neu anzufangen, Luft zu holen, eine neue Seite im Tagebuch aufzuschlagen und sich die Zeit zu nehmen, um über bisher Geschehenes und noch zu Erreichendes nachzudenken. Wie soll diese neue Mondphase für dich ablaufen, welche Energien willst du herbeiführen, um ein positiveres, entspannteres oder erfreulicheres Leben zu führen? Der Neumond ist eine Zeit, in der man die Saat für Vorhaben, Pläne und Ziele sät. Früher haben die Bauern bei Neumond gesät und gepflanzt, also geht es in dieser Phase um das Setzen von Samen. Hege und pflege jetzt die Energie, die du im Verlauf des beginnenden Mondzyklus erschaffen willst.

Denke dran, dass das, was du manifestieren willst, kein großes, drastisches, lebensveränderndes Ziel sein muss – manchmal sind es die kleinsten Vorsätze, die die größten Veränderungen in unserem Leben bewirken.

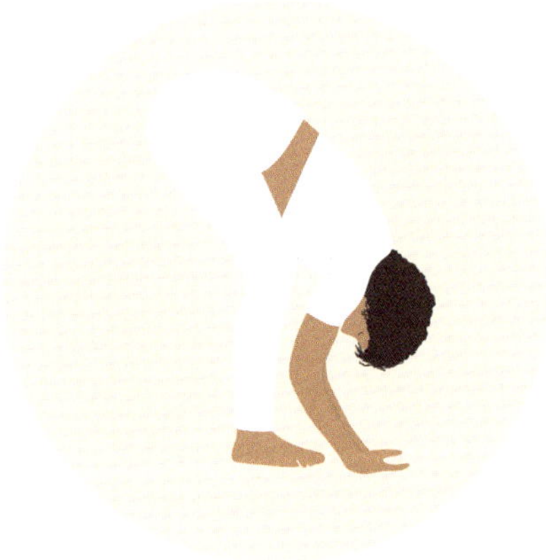

Yin-Haltung
Stehende Vorbeuge

Diese sehr einfache Haltung kannst du überall machen, du musst dazu nicht einmal die Yogamatte ausrollen.

Stelle die Füße etwa hüftbreit auseinander, vielleicht auch etwas weiter oder enger, wie es sich eben gut anfühlt. Dann lasse den Oberkörper einfach nach vorne fallen und den Kopf zur Erde sinken. Du kannst Yoga-Blöcke (oder Bücher oder Kissen) als Stütze unter die Hände legen, vielleicht sogar einen unter den Kopf. Halte die Knie weich und gebeugt. Die Beine müssen hier nicht gerade sein.

Bei Neumond ist mir immer nach langsamen, weich fließenden Bewegungen mit starker Erdverbundenheit und geöffneter Wirbelsäule. Der Flow für diese Mondphase beginnt und endet daher in Bauchlage. Er öffnet und belebt die Wirbelsäule sanft in Wellenbewegungen von der Wurzel bis zum Scheitel. Frisches, sauerstoffreiches Blut fließt zum Gehirn und ermöglicht klareres, konzentrierteres Denken. Außerdem vermittelt dieser Flow ein Gefühl von Auf-dem-Boden-Herumrollen, was definitiv zu meinen Lieblingsbeschäftigungen gehört. Dabei ist das alles garantiert Yoga! Genieße es.

Verweile so lange, wie du willst. Zwei Minuten sind gut – oder drei, vier, sogar fünf Minuten. Lasse die Gedanken in den Kopf kommen und wieder gehen. Beobachte deine Gedanken und nimm einfach wahr, was auf dich einströmt. Es ist erstaunlich, welche Botschaften Körper und Geist von sich geben, wenn man still ist und hinhört.

Dein Flow zum Neumond

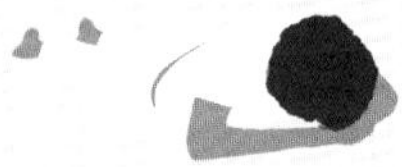

Beginne in **Bauchlage** auf der Matte. Bilde mit den Händen ein Kissen und lege die Stirn darauf. Wackle mit dem Becken ein wenig hin und her, wenn du magst. Nimm in dieser Lage drei tiefe, reinigende Atemzüge und lasse jede Anspannung dahinschmelzen.

Ziehe die Hände zurück, sodass sie sich unter den Schultern befinden, und stelle dann die Hände weit auseinander – ich setze meine gerne außerhalb der Matte auf. Komme auf die Fingerspitzen.

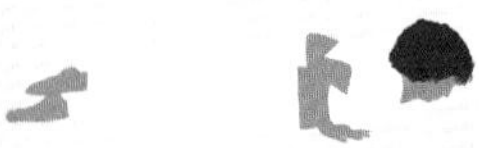

Als Nächstes machen wir ein paar große **Wirbelsäulenwellen**. Lasse das Kinn auf den Brustkorb sinken und rolle die Wirbelsäule langsam empor, wobei sich der Oberkörper hebt und der Kopf zuletzt nach oben kommt (der Endpunkt kann so hoch oder niedrig sein, wie es sich für dich angenehm anfühlt). Wenn sich dann der Kopf himmelwärts hebt, atmest du oben tief ein und lässt dich mit schwerem Kopf **Stück für Stück** wieder sinken. Wiederhole dies sechsmal, wobei du vielleicht klein anfängst und mehr Öffnung zulässt, wenn die Wirbelsäule warm wird. Manchmal wird der Druck auf die Fingerspitzen ziemlich unangenehm. Wenn das bei dir der Fall ist, kannst du die Handflächen flach auf der Erde liegen lassen.

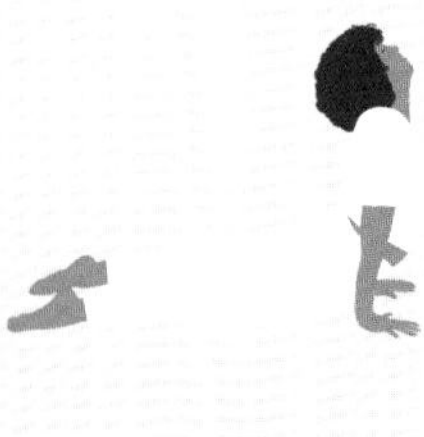

Kehre zurück in die **Bauchlage**. Strecke den rechten Arm so zur Seite aus, dass er möglichst eine Linie mit der Schulter bildet. Rolle dich nach rechts auf die Oberseite des rechten Oberschenkels, beuge das linke Knie und stelle den linken Fuß hinter das rechte Bein. Halte die linke Ferse angehoben, wenn dir das lieber ist. So entsteht auf der rechten Seite eine tiefe Schulterdehnung: der **geöffnete Flügel**. Deine linke Hand kann dort bleiben, wo du sie als Stütze und Gegengewicht brauchst. Verweile drei Atemzüge in der Haltung und rolle dann in deinem eigenen Tempo auf die andere Seite. Strecke den linken Arm aus, beuge das rechte Knie und erfahre die Dehnung auf der linken Seite. Verweile auch hier drei Atemzüge.

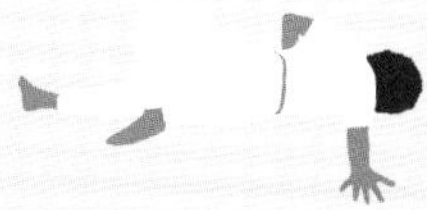

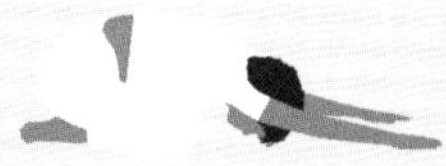

Wiederhole die Übung noch dreimal auf jeder Seite und lasse richtig viel Weite im Körper entstehen.

Ziehe die Hände wieder unter die Schultern und schiebe das Becken Richtung Fersen in die **Stellung des Kindes** (*Balasana*). Verweile kurz und spüre die Empfindungen im Körper. Um mit den herrlichen Wirbelsäulenwellen weiterzumachen, schiebst du die Hände nach vorne, kommst in den **Vierfüßlerstand** (*Bharmanasana*) und rundest die Wirbelsäule, indem du das Kinn an die Brust legst und in die **Katze** (*Marjariasana*) kommst.

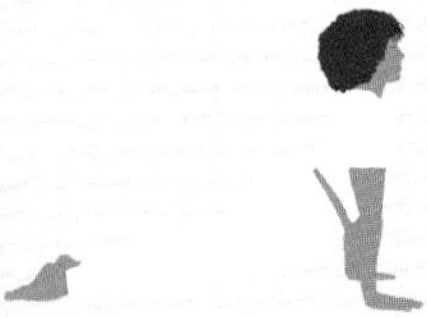

Dann schiebst du beim Ausatmen sanft das Becken und den Brustkorb nach vorne, um in den **heraufschauenden Hund** (*Urdhva Mukha Svanasana*) zu kommen. Auch diese Haltung kann je nach Gelenkigkeit ganz hoch oder flach sein. Hebe den Blick. Schiebe dann das Becken nach hinten und nimm wieder die **Stellung des Kindes** (*Balasana*) ein. Wiederhole diesen Wechsel viermal. Finde dann zum letzten Mal in die **Stellung des Kindes** (*Balasana*) und verweile dort.

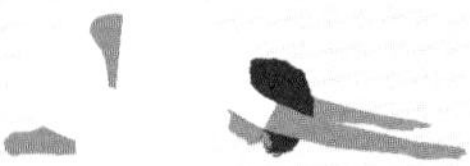

Wenn du dich bereit fühlst, gehst du in die **stehende Vorbeuge** (*Uttanasana*) über. Von der **Stellung des Kindes** (*Balasana*) aus kannst du den Weg über den **Vierfüßlerstand** (*Bharmanasana*) in den **herabschauenden Hund** (*Adho Mukha Svanasana*) nehmen und dann die Füße nach vorne holen, um die **tiefe Vorbeuge** zu erreichen. Bleibe drei bis fünf Minuten in dieser Haltung und lasse den Kopf hängen, bis die Wirbelsäule lang wird und die Schultern locker werden.

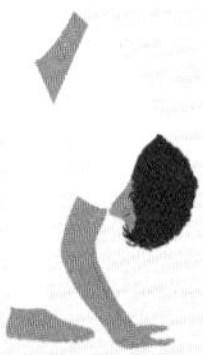

Wenn du damit fertig bist, begibst du dich in die finale **Ruhehaltung** (*Shavasana*) und ruhst dich aus.

Journalingideen

Wie fühle ich mich gerade?

Für welches Geschehnis des letzten Monats bin ich dankbar?

Worauf freue ich mich?

Was möchte ich mir für den anstehenden Mondzyklus vornehmen?

Affirmationen

Ich wecke meine Kräfte und bin offen für Neuanfänge.

Ich verwirkliche alles, was mit meinem höheren Selbst in Einklang steht.

Ritual: Energie freisetzen

Manchmal ist es zu Beginn eines Mondzyklus hilfreich, die Energie loszuwerden, die noch aus dem vorherigen Zyklus im Körper feststeckt.

Das erreichst du, indem du dir den Ratschlag »Shake It Out« von Florence + the Machine zu Herzen nimmst. Die Übung ist supereinfach, macht Spaß und fühlt sich gut an.

- Suche dir einen ruhigen Ort in der Wohnung und öffne, wenn möglich, ein Fenster. Ziehe Schuhe und Socken aus und suche dir eine bequeme Stellung für die Füße, etwa hüftbreit auseinander, vielleicht auch etwas weiter.
- Beginne mit drei tiefen, reinigenden Atemzügen. Beim Ausatmen kannst du leise seufzen.
- Wiege den Körper ein wenig hin und her und lasse die Arme pendeln. Lasse aus dem Pendeln ein leichtes Schütteln wer-

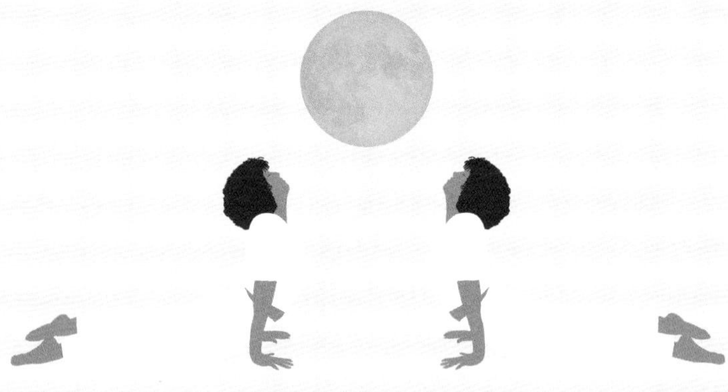

den, das die Arme emporwächst, bis sie hin und her tanzen. Es liegt an dir, wie heftig du dieses Schütteln werden lässt, vielleicht wird es zu einem Hüpfen! Lasse den Körper frei und den Atem hörbar werden, während das Hüpfen (oder Springen) zu einem Ganzkörperschütteln wird. Hüpfe, schüttle, springe, schreie und spüre dabei, wie Energien, die dir nicht ganz geheuer sind – Sorgen, Ängste, Stress, Schuldgefühle, Wut –, im Körper aufsteigen. Sobald du etwas warm wirst, hörst du mit der Bewegung auf und spürst, wie die Energie im Körper prickelt.

- Starte die Bewegung wieder, vielleicht auf demselben Energieniveau, oder schalte einen Gang höher und mache sie noch dynamischer. Halte wieder an, wenn du spürst, wie die Energie steigt. Bleibe still und spüre, wie sich die Energie durch den Körper bewegt. Bei mir fühlt es sich manchmal an, als würde ich innerlich brummen oder sprudeln, obwohl mein Körper ganz still ist.
- Als Nächstes fängst du an, mit großen Handbewegungen über den Körper zu streichen, so als würdest du Flüssigkeit vom Körper fegen. Streiche in langen Zügen von oben nach unten, um jegliche schwere Energie abzustreifen.
- Zum Schluss klopfst du dich ab, und zwar am ganzen Körper, aber nicht zu fest. Ich stelle mir gerne vor, dass sich beim Abklopfen Staub vom Körper löst, als ob sich die Rückstände einer Hülle aus negativer Energie auflösen.

Du kannst diese Übungsfolge ein paarmal wiederholen, wenn du möchtest. Wenn du fertig bist, nimm dir die Zeit, aufrecht zu stehen und all die freigesetzte Energie durch das offene Fenster hinausfließen zu lassen.

Genieße das Gefühl der Befreiung und sei offen dafür, neue Weisheit, neue Energie und positive Gedanken zu empfangen.

2. Phase

Zunehmende Sichel

Aktivierung | Kreativität | Motivation | Transformation

Beim ersten Anblick der Mondsichel weiß man, dass etwas passieren wird. Wenn ich diesen ersten schmalen Bogen sehe, steigt in mir Vorfreude auf. Wir haben einige Zeit damit verbracht, uns auf das zu konzentrieren, was wir für uns manifestieren möchten, und jetzt geht es daran, Pläne zur praktischen Umsetzung zu machen.

Welche einfachen Schritte kannst du unternehmen, um deine Vorsätze in die Tat umzusetzen? Wie kannst du dein Monatsziel erreichen? Du wirst spüren, dass auch deine eigene Energie nach den gemächlichen Vibes des Neumonds langsam ansteigt. Energie und Motivation fließen in den Körper zurück wie warmes Wasser.

Genieße diese neue Energie, die sich langsam aufbaut, erlaube dem Körper und dem Geist, sich dafür zu öffnen, und lasse die Intuition deines Körpers entscheiden, welche Art von Bewegung du brauchst. Denke daran, dass wir noch nicht im Vollgasmodus sind (ich bin mir nicht sicher, ob ich überhaupt einen habe, um ehrlich zu sein), aber genieße diese neue, frische Energie.

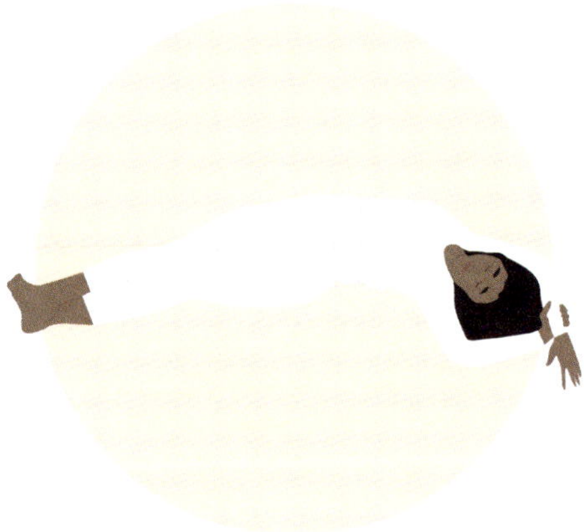

Yin-Haltung
Bananasana

Bananasana (ich sage auch gerne Mondsichelhaltung dazu!) ist eine meiner liebsten Yin-Haltungen. Sie fühlt sich auf der gesamten Körperflanke wunderbar an.

Lege dich auf den Rücken und stelle die Fußsohlen auf. Hebe den Po an und rücke das Becken nach rechts, dann senke den Po wieder auf den Boden. Strecke die Beine aus und lege das rechte Fußgelenk über das linke. Lasse möglichst beide Hüften auf dem Boden. Nimm dann die Arme über den Kopf und umgreife mit der linken Hand das rechte Handgelenk. Schau nach oben zur Decke oder zu deiner linken oder rechten Achselhöhle, je nachdem, wie es für dich am angenehmsten ist. Du kannst etwa drei bis fünf Minuten in dieser Haltung verweilen und vor dem Seitenwechsel eine Minute innehalten, um die Empfindungen beim Verlassen der Haltung zu genießen.

Die Haltungen in dieser Phase spiegeln die Form des Mondes wider: Dein Körper wird im wahrsten Sinne des Wortes die Form der Mondsichel annehmen! Wenn wir die Seiten des Körpers öffnen, verbinden wir uns mit dem Feuerelement in uns, was perfekt zu dieser Mondphase passt. Das Feuerelement ermöglicht uns, unser eigenes inneres Feuer zu entfachen, Kreativität und Ideenreichtum zu kultivieren und unsere Vorsätze in die Realität umzusetzen. Alles ist möglich, wenn wir uns mit diesem Element verbinden. Genieße die zusätzliche Weite, die dadurch im Körper entsteht und die es dir ermöglicht, Atemblockaden und Energiestau loszuwerden.

Ich habe diese Haltung für die Phase der Zunehmenden Sichel gewählt, weil sie erstens wie eine Mondsichel aussieht und weil es sich zweitens beim Öffnen der Flanke wirklich so anfühlt, als würde man den Rumpf und die ganze Körperseite erwecken. Energetisch entsteht ein Gefühl der Kraft, und wenn die Haltung auf beiden Seiten beendet ist, spürt man wirklich eine Veränderung im Körper. Ein Gefühl von Stärke, Wachheit und Tatendrang – perfekt für die Energie der Zunehmenden Sichel.

Dein Flow für die zunehmende Sichel

Stelle dich am oberen Ende der Matte in die **Berghaltung** (*Tadasana*), die Füße hüftbreit auseinander, die Beine stabil, die Arme an den Seiten, die Handflächen zeigen nach vorne. Schultern nach unten, Kinn leicht anheben, so fühlst du dich stark und kraftvoll.

Atme ein und hebe die Arme über den Kopf. Die rechte Hand umfasst sanft das linke Handgelenk. Beuge dich dann **nach oben und rechts**, wobei du vielleicht den linken Fuß hinter den rechten stellst, um die Dehnung noch zu vertiefen. Zähle drei, zwei, eins. Dann kommst du wieder in die Mitte und wechselst die Seite: Die linke Hand greift das rechte Handgelenk, und du lehnst dich **nach oben und links**. Auch hier stellst du den rechten Fuß hinter den linken und verweilst mit dem Countdown drei, zwei, eins.

Wiederhole dies noch zweimal auf jeder Seite und versuche, jedes Mal ein bisschen länger zu verweilen – zähle vielleicht von fünf herunter.

Stelle dann wieder beide Füße flach auf den Boden. Atme ein und hebe die Arme über den Kopf, atme aus und lasse das Becken tief in die **Stuhlhaltung** (*Utkatasana*) sinken.

Lasse die Beine, wo sie sind, und zeichne einatmend mit dem rechten Arm einen großen Kreis, indem du ihn nach hinten streckst. Bringe ihn dann ausatmend über vorne wieder nach oben in die Mitte. Wiederhole dies mit dem linken Arm.

Hebe einatmend beide Arme und strecke die Fingerspitzen in die Höhe. Beuge ausatmend die Knie, während du den Oberkörper Richtung Erde sinken lässt. Komme so in die **stehende Vorbeuge** (*Uttanasana*).

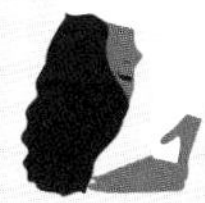

Steige mit dem rechten Bein nach hinten und senke das Knie zum Boden, sodass ein **tiefer Ausfallschritt** (*Anjaneyasana*) entsteht. Atme ein, hebe die Arme erst zur Seite und dann nach oben und senke sie mit dem Ausatmen wieder zum Boden. Wiederhole diese einfache Bewegung dreimal.

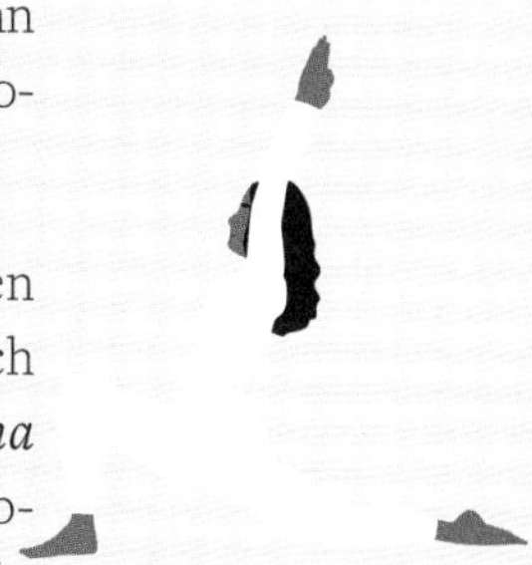

Beim dritten Senken der Hände stützt du die Handflächen auf dem Boden auf und setzt auch das linke Beine nach hinten in den **herabschauenden Hund** (*Adho Mukha Svanasana*). Nun hast du die Möglichkeit, durch das abwechselnde Heben und Senken der Fersen die Beine ein wenig zu entlasten und das Becken hin- und herzubewegen. Wenn du Lust hast, schüttle deinen Kopf aus.

Wenn du bereit bist, hebe dein rechtes Bein einatmend in die Höhe, und stelle deinen Fuß ausatmend nach vorne, sodass du wieder im **tiefen Ausfallschritt** (*Anjaneyasana*) landest.

Hebe einatmend die Arme in die Höhe. Lege mit dem Ausatmen die rechte Hand auf die Hüfte. Beuge dich **nach oben und rechts** – fünf, vier, drei, zwei, eins – und komme zurück zur Mitte. Senke die linke Hand zum Boden (du kannst einen

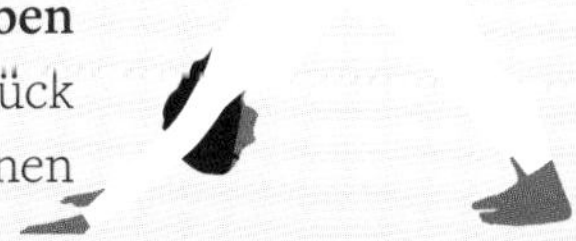

Block darunterlegen, wenn du den Boden gerne näher hättest). Strecke dann den rechten Arm in die Höhe und beuge dich **nach oben und links**. Zähle wieder von fünf herunter.

Einatmend hebe beide Arme nach oben. Ausatmend lege die Hände auf den Boden. Setze den linken Fuß nach vorne zum rechten, wobei die Füße sich berühren oder etwas auseinander stehen. Lege mit dem Einatmen die Hände an die Schienbeine, schaue nach vorne und klappe den Oberkörper ausatmend nach unten an die Beine.

Komme einatmend nach oben und hebe dabei beide Arme, atme aus und lege die Hände in **Gebetshaltung** (*Anjali Mudra*) vor der Herzgegend zusammen.

Wiederhole das Ganze dann auf der linken Seite.

Ich empfehle dir, diese Übungsfolge mindestens zweimal jeweils rechts und links durchzuführen. Ich mache sie gerne dreimal. Das dritte Mal fühlt sich immer ganz herrlich an. Hetze dich nicht und nimm dir für die Übergänge Zeit.

Finde am Ende zurück auf die Matte in die **Mondsichelhaltung** (*Bananasana*). Bleibe vier Minuten lang in dieser Haltung liegen, halte dann kurz inne, spüre, wie sich dein Körper jetzt anfühlt und wiederhole dann auf der anderen Seite.

Wenn du fertig bist, nimmst du die **Ruhehaltung** (*Shavasana*) ein und ruhst dich aus.

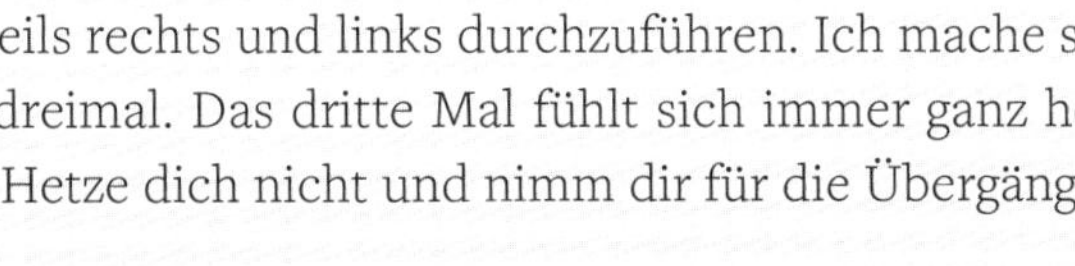

Journalingideen

Was inspiriert mich?

Welche kleine Sache kann ich zu meiner Weiterentwicklung beitragen?

Zehn Gründe, warum ich dieses Wachstum verdiene.

Warum ist dieses Ziel/dieser Vorsatz/dieses Wachstum wichtig für mich?

Affirmationen

Ich halte meine Hoffnungen und Träume in Ehren.

Ich fühle meine Vorsätze und glaube an sie.

Ritual: Vision-Board

Um unsere Vorsätze, Ziele und Träume in die Tat umzusetzen, müssen wir einen Weg finden, sie sichtbar zu machen. Mir macht es Spaß, Vision-Boards, also Zielcollagen, zu erstellen, denn durch sie kann man erfahren, wie diese Veränderungen aussehen und sich anfühlen können.

- Besorge dir ein paar Zeitschriften oder Zeitungen und ein großes Stück Papier oder Fotokarton.
- Du kannst auch Bänder, Stoffreste, kleine Kristalle, Blumen, Kräuter, Federn, Münzen, Karten, ätherische Öle sammeln ... einfach alles, was dir gefällt, sogar gewöhnliche Plastikfolie!
- Bereite dir eine Tasse von deinem Lieblingskräutertee zu, mache entspannende Musik an und setze dich mit dem Material um dich herum und einem leeren Blatt vor dir an den Tisch. Schließe die Augen und atme ein paarmal tief durch, um dich zu erden und dich mit dem Inneren zu verbinden. Stelle dir vor deinem geistigen Auge vor, wie sich deine Träume in diesem Moment erfüllen. Male dir aus, wie du die Ziele erreichst, die du dir gesetzt hast. Nimm die Farben und die Texturen um dich herum und die Gefühle in deinem Inneren wahr. Wenn du dir genügend Zeit genommen hast, um dich auf deine Ziele zu konzentrieren, kannst du dein Vision-Board erstellen. Hier gibt es wirklich keine Regeln: Fülle das Blatt mit Dingen, die dich inspirieren – Bilder, Zitate, Farben, Strukturen. Wenn du dich berufen fühlst, eigenhändig zu zeichnen oder zu kritzeln,

dann leg los. Schaue, was dir einfällt, und genieße die Bastelei. Es fühlt sich wirklich wie eine wunderbare kreative Meditation an.

- Wenn du das Gefühl hast, dass dein Vision-Board fertig ist, nimmst du dir am besten noch etwas Zeit, um dein schönes Werk zu betrachten und dich von dem, was du siehst, inspirieren zu lassen.

Bewahre dein Vision-Board an einem Ort auf, an dem du es sehen kannst, um dich daran zu erinnern, was du dir für dich erhoffst.

3. Phase

Erstes Viertel

Gleichgewicht | Selbstwahrnehmung | Glaube | Wachstum

Jetzt sehen wir, wie der Mond zu wachsen beginnt. Wenn wir dieses Wachstum sehen, spüren wir auch, wie sich die Energie aufbaut. Diese Energie fühlt sich oft stark und positiv an und macht Lust, aufzustehen und loszulegen. Es ist ein guter Zeitpunkt, um die Neumond-Vorsätze in die Tat umzusetzen.

Wenn der Mond an Größe zunimmt, wirst du feststellen, dass auch die Energie zunimmt. Jetzt ist definitiv die richtige Zeit, um auf die Matte zu gehen oder dich zu bewegen. Denke daran, dass jede Art von Bewegung gut ist. Ich habe die Erfahrung gemacht, dass eine einfache Gehmeditation mir sehr beim Fokussieren hilft. Sie könnte dir dabei helfen, Klarheit zu finden, wenn sich deine Ziele unrealistisch und unerreichbar anfühlen. Vielleicht solltest du die Ziele anpassen, um mehr Vertrauen in deine Fähigkeiten zu haben. Ich will ehrlich sein: Bei mir kommen in dieser Phase oft Selbstzweifel bis hin zum Hochstapler-Syndrom an die Oberfläche. Ich merke aber, dass mir Affirmationen, Yoga und andere Übungen, Naturgenuss und Meditation beim Umgang mit solchen Gefühlen helfen.

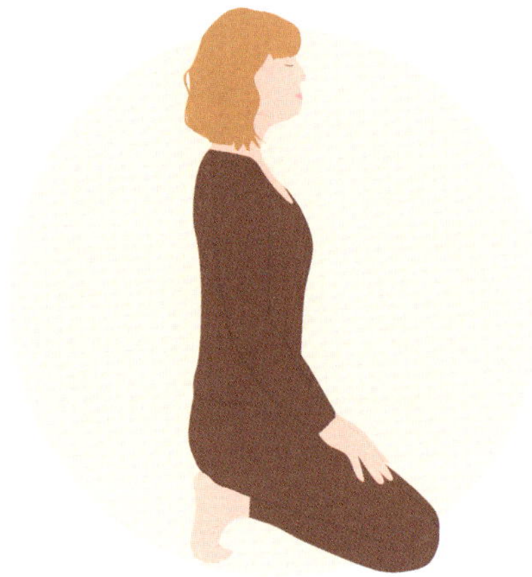

Yin-Haltung
Zehensitz

Wahrscheinlich wird dir diese Haltung anfangs nicht besonders gefallen. Sie kann sehr anstrengend sein, aber ich verspreche dir, du fühlst dich danach fantastisch.

Begib dich in eine kniende Position, die Knie zusammen. Stütze die Hände auf die Erde, verlagere dein Gewicht nach vorne und stelle die Zehen auf. Achte darauf, dass alle zehn Zehen auf dem Boden sind (manchmal sind die kleinen Zehen etwas eigenwillig!). Jetzt gibt es mehrere Möglichkeiten. Du kannst die Hände flach auf dem Boden lassen und das Körpergewicht leicht nach hinten auf die Zehen verlagern. Du kannst auch die Hände auf die Knie legen und das Gewicht immer noch vorne lassen, sodass die Wirbelsäule eine schräge Linie bildet. Du kannst aber auch (wenn du es aushältst) das Becken nach hinten verlagern, sodass du auf den Fersen

Der folgende Flow stellt die Balance in den Mittelpunkt, denn die Phase des Ersten Viertels ist eine gute Zeit, um das Stehen auf einem Bein zu genießen. Wenn du schon einmal an einem meiner Kurse teilgenommen hast, weißt du, dass ich Balancehaltungen bei Vollmond möglichst vermeide, denn der Mond beeinflusst uns wirklich sehr! Je nachdem, was für einen Tag du hattest, was du gegessen hast und an welchem Tag deines Menstruationszyklus du bist, kann es natürlich auch sein, dass du bei dieser Übungsfolge wackelst. Das ist völlig in Ordnung, denk daran, dass jeder Tag anders ist und geh mit Offenheit und Leichtigkeit im Herzen an die Übung heran.

sitzt, die Wirbelsäule gerade und die Handflächen auf den Knien oder Oberschenkeln. Schließe die Augen und atme. Ich hätte gerne, dass du zwei Minuten in dieser Haltung verweilst, aber vielleicht sind es beim ersten Mal nur 30 Sekunden, und du steigerst dich von da an.

Diese Haltung ist sehr intensiv, denn die Zehen werden nicht oft so gedehnt, aber da sie im Alltag so viel zum Stehen und Gehen gebraucht werden, haben sie es auf alle Fälle nötig. Ich beschreibe die Haltung oft als einen Espresso. Dieses intensive Gefühl bringt einen wirklich in Verbindung mit dem Körper und macht wach! Die Haltung ist perfekt, wenn du im Gleichgewicht bleiben willst – nicht nur auf den Füßen, sondern auch im ganzen Körper und im Kopf.

Dein Flow für das Erste Viertel

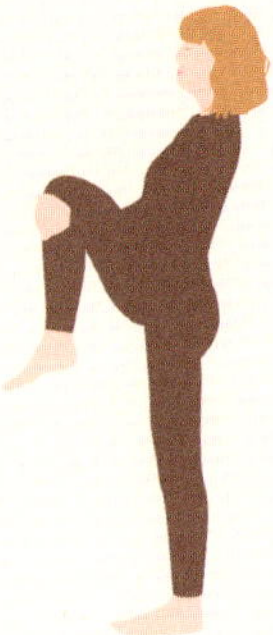

Stelle dich ans Kopfende der Matte, die Füßen hüftbreit auseinander, die Hände in **Gebetshaltung** (*Anjali Mudra*) vor der Herzgegend. Nimm dir hier einen Moment Zeit für ein tiefes Ein- und Ausatmen. Lasse alles los.

Hebe einatmend die Arme über den Kopf. Atme aus, hebe das rechte Knie an. Umfasse es mit den Händen und ziehe es zur Brust. Balanciere drei Atemzüge in dieser Haltung, lasse den Rücken lang werden und versuche, nicht schwer auf dem linken Fuß zu lasten, sondern dich nach oben in die Höhe zu heben.

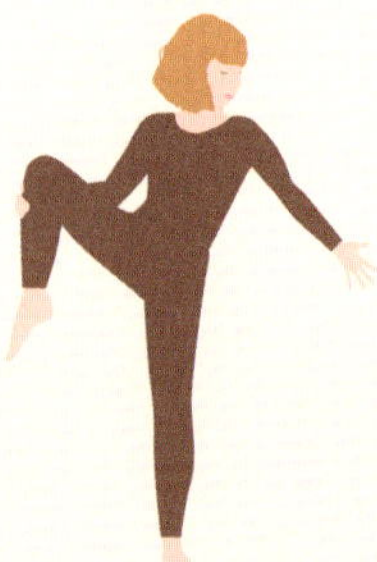

Lasse mit der linken Hand los und führe das **rechte Knie** mit der rechten Hand **zur Seite**, während du den linken Arm seitwärts öffnest, die Hand in einer Linie mit der Schulter. Der Blick geht nach vorne oder auf die linke Hand. Bleibe auch hier drei Atemzüge in der Haltung.

Bringe das rechte Knie wieder in die Mitte und strecke dann das rechte Bein nach hinten in den **Krieger III** (*Virabhadrasana III*). Der Körper hat jetzt die Form eines großen »T«, das rechte Bein ist nach hinten gestreckt, die Arme sind gerade nach vorne gestreckt. Das linke Knie kann leicht gebeugt sein, um das Gleichgewicht zu halten.

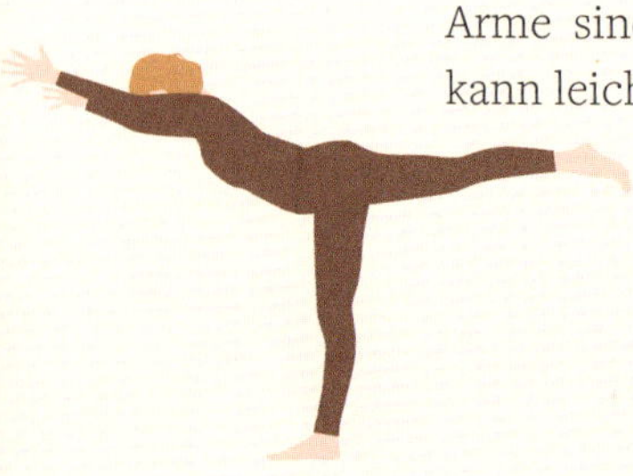

Steige mit dem rechten Fuß nach hinten in den **Krieger II** (*Virabhadrasana II*) und beuge das linke Knie sanft. Strecke einatmend beide Beine und hebe die Arme über den Kopf, die Fingerspitzen zum Himmel. Atme aus und beuge das linke Knie wieder zum **Krieger II** (*Virabhadrasana II*). Wiederhole die Übung noch dreimal, bis die Beine wach sind und der Körper spürbar warm wird.

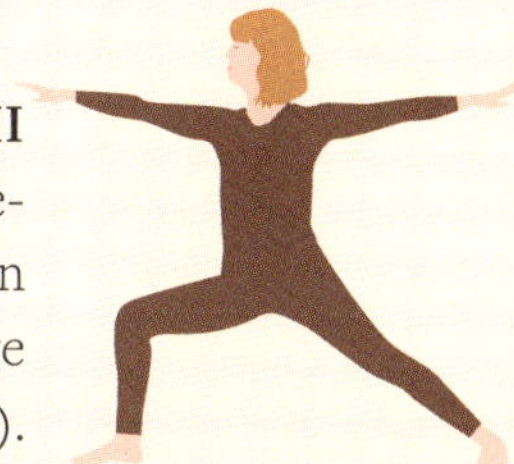

Beim nächsten Strecken der Beine drehst du dich auf den Füßen in den **Krieger II** (*Virabhadrasana II*) in Gegenrichtung, das rechte Bein vorne. Verweile einen Atemzug.

Dann kommt der **Krieger** (*Virabhadrasana II*) **in eine leichte Rückbeuge**: Die linke Hand gleitet an der Außenseite des linken Oberschenkels hinunter, der rechte Arm streckt sich über den Kopf. Bleibe drei Atemzüge lang in dieser Haltung und genieße die Längung der Wirbelsäule.

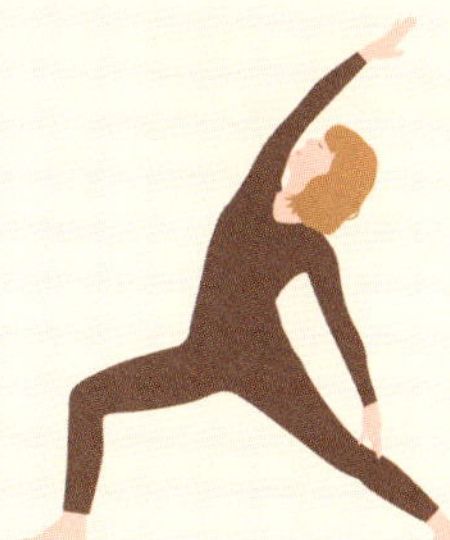

Bringe den Oberkörper wieder zur Mitte, strecke beide Beine und finde dann ins **Dreieck** (*Trikonasana*) mit gestreckten Beinen, die rechte Hand geht zum Boden. Drehe die Hüfte dabei nach vorne, um die Drehung im Oberkörper zu intensivieren. Die linke Hand ist nach oben gestreckt und du kannst zu ihr emporschauen, falls sich das angenehm anfühlt.

Atme ein, richte dich wieder auf und drehe dann mit gestreckten Beinen die Füße nach vorne, sodass du breitbeinig auf der Matte stehst, dein Blick ist nach vorne gerichtet. Die Beine sind weit gespreizt, die Zehen zeigen nach vorne.

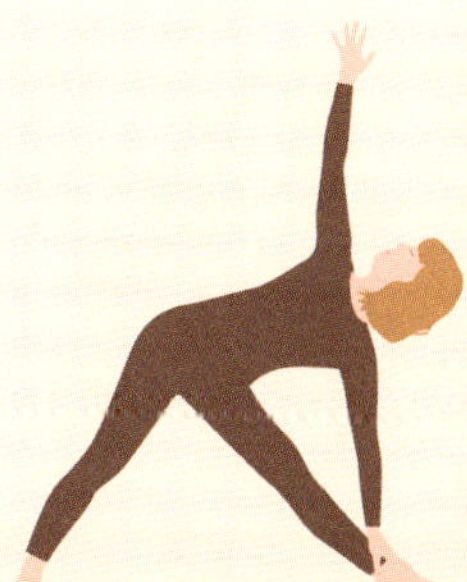

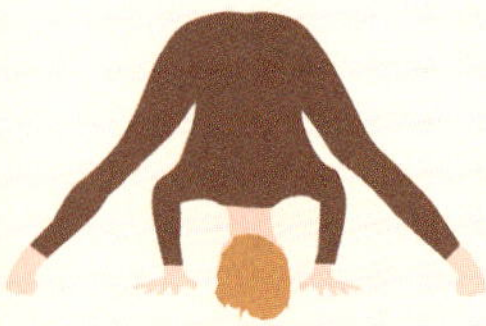

Hebe einatmend die Arme über den Kopf und lasse mit dem Ausatmen den **Oberkörper zur Erde** sinken. Die Knie kannst du dabei beugen, und vielleicht legst du einen Block oder ein Buch unter die Hände, um die Erde näher zu haben.

Drei kleine **Wirbelsäulenwellen**: einatmen, auf die Fingerspitzen stellen und nach vorne schauen, dann ausatmen und den Körper zur Erde hin falten, der Kopf kommt zuletzt.

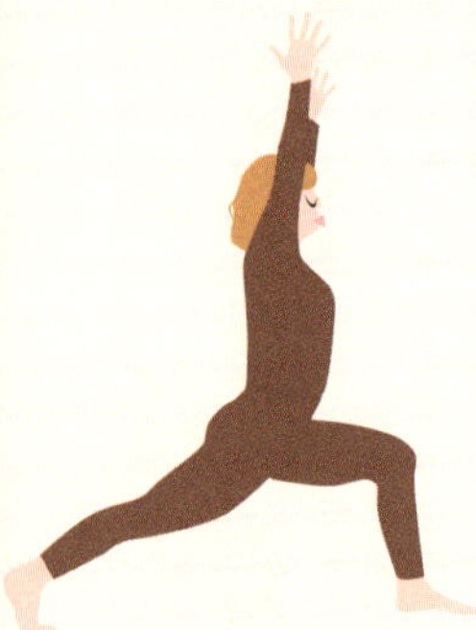

Nach dem dritten Mal beugst du die Knie und rollst dich Wirbel für Wirbel mit ausgebreiteten Armen in den aufrechten Stand auf. Drehe dich nach links in einen **hohen Ausfallschritt** (*Alanasana*) mit Blick zum Kopfende der Matte, der linke Fuß vorne.

Verlagere einatmend das Gewicht nach vorne auf den linken Fuß, hebe den rechten Fuß vom Boden, ziehe das rechte Knie zur Brust und komme in den aufrechten Stand. Atme aus und setze den rechten Fuß auf den Boden. Meine Empfehlung ist, diese Abfolge mindestens zweimal jeweils nach rechts und links zu machen. Ich mache sie gerne dreimal. Das dritte Mal fühlt sich immer richtig traumhaft an.

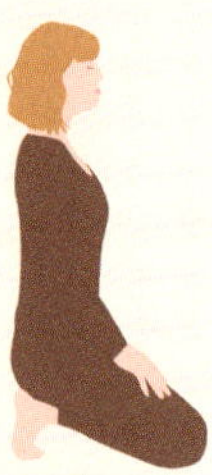

Wenn du bereit bist, kommst du in den **Zehensitz** auf dem Boden und verweilst hier zwei Minuten oder so lange du kannst. Tief durchatmen, ihr Lieben!

Lege dich anschließend in die **Ruhehaltung** (*Shavasana*) und ruhe dich aus.

Journalingideen

Was habe ich zur Verwirklichung meiner Vorsätze getan?

Gibt es etwas, das mich zurückhält?

Wen muss ich um Unterstützung bitten?

Wie wird es sich anfühlen, wenn ich meine Wünsche verwirkliche?

Affirmationen

Ich nähere mich mit Mut und Neugierde meinen Träumen.

Ich lade Fülle und Wohlstand in mein Leben ein.

Ritual: Altar

Was genau ist ein Altar? Dazu gibt es allerlei Meinungen, was verwirrend sein kann. Möglicherweise weißt du gar nicht, wo du anfangen sollst.

Bitte lasse jetzt alle negativen Gedanken los. Um deinen eigenen Altar zu errichten, musst du keine Tarotkarten besitzen oder die »Hexe in dir« entdecken. Du kannst dir mit den einfachsten Gegenständen einen Hausaltar einrichten. Du brauchst keine besonderen Kristalle, und ein bisschen Hexerei steckt in uns allen (ob du es zugeben willst oder nicht!).

Für mich ist ein Altar einfach ein Ort in der Wohnung oder vielleicht am Arbeitsplatz, an dem man ein Gefühl der Ruhe schaffen kann. Er sollte bewusst mit Gegenständen dekoriert werden, die dich an die Ziele, Träume und Vorsätze erinnern, auf die du in diesem Mondzyklus hinarbeitest. Er muss nicht groß sein, sollte aber für dich gut zugänglich und sicher vor Haustieren und vor kleinen Händen und Füßen sein.

Dein Altar kann sich auf deinem Nachttisch, in einem Regal oder auf dem Schreibtisch befinden, solange es ein Ort ist, an dem du ihn jeden Tag siehst. Tabletts eignen sich auch hervorragend als tragbarer Altar, was ich sehr praktisch finde.

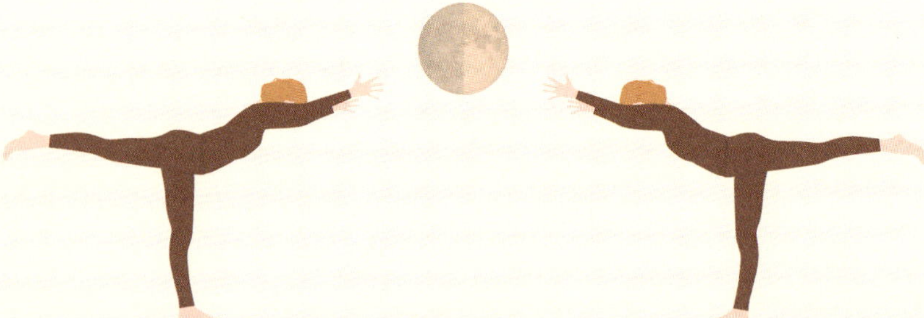

Es ist möglich, einen Altar mit nur vier Haushaltsgegenständen zu gestalten, die mit den vier Elementen in Verbindung stehen:

- **Kerzen:** Wenn sie angezündet werden, stehen sie für das Feuer, das wir in uns tragen, und für die heilige Energie, die uns dazu antreibt, unsere Träume zu verwirklichen. Sie erinnern uns daran, leidenschaftlich zu bleiben.
- **Topfpflanzen oder frische Schnittblumen:** Lebendige Gegenstände stehen für unsere wunderbare Erde und erinnern uns daran, in ihr geerdet und mit ihr verbunden zu bleiben. Sie bringen Farbigkeit und Positivität und erinnern uns daran, unsere Intentionen wachsen zu lassen.
- **Glas mit Wasser:** Wasser ist wandelbar, nie versiegend und findet immer eine neue Richtung, in die es seine Energie lenken kann. Sei mehr wie das Wasser und lasse dich treiben.
- **Feder:** Federn stehen für das Element Luft und erinnern uns daran, dass wir tief durchatmen und hoch fliegen können, wenn wir große Träume haben. Wenn du keine Feder zur Hand hast, findest du vielleicht eine im Garten oder beim nächsten Parkspaziergang.

Und das ist womöglich schon alles. So einfach, aber wirkungsvoll. Ein Ort, an dem du mit Blick auf deine Ziele deinen Morgenkaffee trinken, meditieren oder Tagebuch führen kannst.

Natürlich kannst du deinen Altar auch weiter ausgestalten – es gibt hier keine Regeln. Auf meinem Altar liegen ein gelber Quarzkristall, eine weiße Kerze, ein Armband, das mir eine Freundin geschenkt hat, und mein Tarotstapel mit einer gezogenen Karte (meine Leitkarte für die Woche). Du kannst auch dein Vision-Board aus der letzten Mondphase, Räucherstäbchen, Kräuter, Bilder von geliebten Menschen, Glücksbringer oder ätherische Öle verwenden.

4. Phase

Zunehmender Halbmond

Aufregung | Hoffnung | Vorfreude | Ehrgeiz

Sie ist beinahe da. Wenn du in den Nachthimmel aufschaust, fehlt unserer wunderschön aufgehenden Frau Luna nur noch ein Stückchen. Und die Luft fühlt sich schon ganz schön elektrisch an! Du wirst auf jeden Fall spüren, wie die Energien ansteigen. Denk daran, die Erdungsübungen beizubehalten: Gehe im Garten oder Park barfuß, spüre die Sonne auf der Haut und atme tief durch. Die Energie des zunehmenden Mondes reizt uns zur Ausdehnung und zur Prüfung der Vorsätze, die wir während des Neumonds gefasst haben. Wie haben sie sich entwickelt? Vielleicht ist es an der Zeit, für weitere Fortschritte zusätzliche Hilfe zu suchen. Damit meine ich nicht unbedingt professionelle Hilfe, auch ein Anruf bei einem vertrauten Menschen zum gemeinsamen Ideenaustausch kann die Wahrnehmung stark verändern. Lasse dich auf eine Weise inspirieren, die deiner Natur entspricht, genieße diese fülligere Energie und strahle groß und hell.

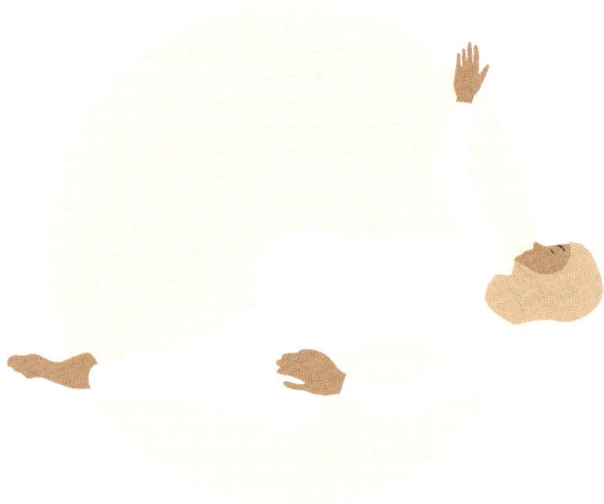

Yin-Haltung
Gedrehte Wurzel

Diese Haltung ist für mich ein echtes Original. Ich weiß noch, wie ich das erste Mal in diese Haltung ging und es sich anfühlte, als würde sich meine Wirbelsäule beschweren: »Warum haben wir das nicht schon früher gemacht?!«

Lege dich in Rückenlage auf die Matte und stelle die Fußsohlen auf den Boden. Hebe den Po an und rücke das Becken nach rechts, dann senke das Becken wieder auf die Erde. Lege den rechten Oberschenkel über den linken und hake den rechten Fuß hinter der linken Wade ein, falls sich das angenehm anfühlt. Dann lasse die Knie ganz nach links fallen (die rechte Schulter hebt sich vielleicht vom Boden ab, das ist okay). Achte darauf, dass deine Knie definitiv links neben dir auf dem Boden liegen – wenn du möchtest, kannst du einen

Im Yoga-Flow für den Zunehmenden Halbmond dreht sich alles um Drehungen. Wenn wir tiefe Drehungen üben, hilft das, die Wirbelsäule zu aktivieren, sodass Bewegungen und Energien die Wirbelsäule frei hinauf- und hinunterfließen können. Der Flow energetisiert und harmonisiert auch die Chakren, unsere emotionalen und energetischen Zentren. Du kannst dir vorstellen, dass du die Wirbelsäule buchstäblich wie einen Waschlappen auswringst, um Verspannungen zu lösen und Blockaden zu beseitigen, die dir keinen Nutzen mehr bringen. Selbstzweifel, das Hochstapler-Syndrom und besorgte innere Stimmen sind hier definitiv nicht gefragt.

Block oder ein Kissen unter die Knie legen, um die Drehung zu mildern. Dann streckst du die Arme wie ein großes »T« seitwärts aus und richtest den Blick entweder himmelwärts oder nach rechts, je nachdem, wie es für dich bequemer ist. Ich bleibe gerne fünf Minuten in dieser Haltung, aber vielleicht fängst du erst mal mit zwei bis drei Minuten an. Achte darauf, dass du vor dem Seitenwechsel kurz innehältst und spürst, wie sich dein Körper jetzt anfühlt. Wiederhole die Übung ebenso lang auf der anderen Seite.

Wenn du diese Haltung einnimmst, befreist du die Wirbelsäule energetisch von angestauter Energie, die du vielleicht in dir trägst. Danach fühlst du dich körperlich und geistig klarer und besser ausgerichtet.

Dein Flow für den zunehmenden Halbmond

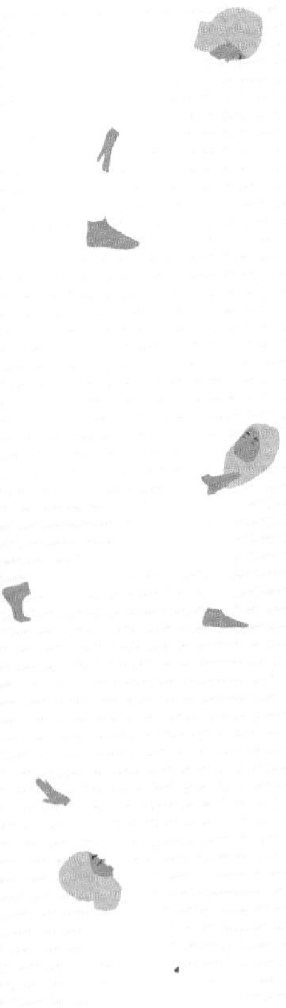

Stelle dich aufrecht ans Kopfende der Matte, die Füße unter den Hüften und fest mit der Erde verwurzelt, der Oberkörper ist leicht und frei. Hebe einatmend die Arme und beuge ausatmend die Knie und senke den Oberkörper Richtung Erde. Komme mit dem nächsten Einatmen in die stehende **halbe Vorbeuge** (*Ardha Uttanasana*). Vielleicht legst du die Hände auf die Schienbeine.

Ausatmend stellst du die Hände auf den Boden und steigst mit dem rechten Bein nach hinten auf die Matte: **tiefer Ausfallschritt** (*Anjaneyasana*). Das hintere Knie liegt auf dem Boden auf, die rechten Zehen sind aufgestellt. Hebe dann einatmend die Arme und hole mit dem Ausatmen die Hände in die **Gebetshaltung** (*Anjali Mudra*) vor dein Herz. Einatmend den Brustkorb heben, ausatmend in die **Drehung** nach links finden und den rechten Ellbogen am linken Knie einhaken. Wenn du bereit bist, hebst du das hintere Knie vom Boden ab. Halte den Brustkorb in der **Drehung** angehoben, schiebe den Scheitel nach vorne und halte die Hände weiterhin vor dem Herzen. Bleibe ein paar Atemzüge in der Haltung.

Strecke die Arme einatmend in die Höhe, dann atme aus und öffne dich zum **Krieger II** (*Virabhadrasana II*). Drehe die linke Handfläche Richtung Himmel, strecke den Körper nach vorne und lasse den **Krieger in eine Rückbeuge kommen**. Deine Flanke wird lang, das vordere Knie sanft gebeugt.

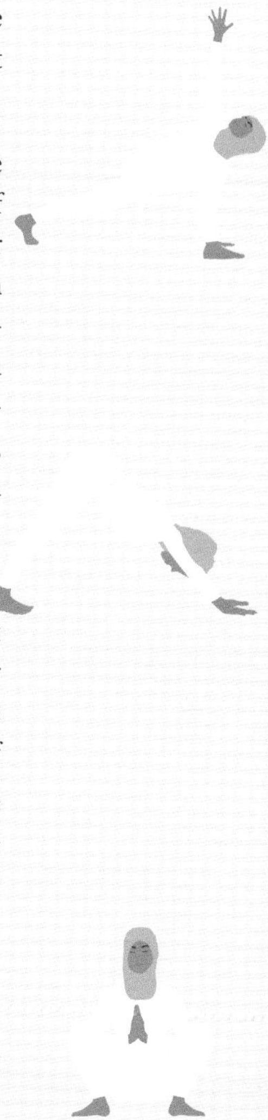

Verweile ein paar Atemzüge, bringe dann die Hände wie zum Radschlag nach vorne. Stell die rechte Hand auf den Boden und hebe das rechte Knie vom Boden ab. Der linke Arm geht in die Höhe, sodass du im **gedrehten Seitwinkel** (*Parivrtta Parsvakonasana*) landest. Die rechte Ferse streckt sich nach hinten, bis du in der rechten Wade die Dehnung spürst. Der linke Arm ist nach oben gestreckt. Bleibe ein paar Atemzüge lang in dieser Haltung, dann lege die Hände auf den Boden und gehe zurück in den **herabschauenden Hund** (*Adho Mukha Svanasana*). Lasse die Knie weich.

Wenn du bereit bist, beugst du beide Knie und trippelst oder hüpfst mit den Füßen nach vorne, zur Außenseite der Hände, um in die **tiefe Hocke** (*Malasana*) zu gehen. Wiege die Hüften etwas hin und her, falls sie sich ein wenig steif anfühlen. Komme dann zur Ruhe. Es macht nichts, wenn die Fersen nicht auf den Boden kommen. Die Hände liegen in **Gebetshaltung** (*Anjali Mudra*) vor der Herzgegend und heben den Brustkorb an. Verweile drei bis fünf Atemzüge.

Wenn du bereit bist, legst du die Hände auf den Boden, hebst das Becken an und stellst die Füße hüftbreit auseinander. Die Knie sind weich, der Oberkörper liegt so eng wie möglich an den Oberschenkeln. Atme ein und hebe den rechten Arm Richtung Himmel, bleibe dabei in der **Vorbeuge** (*Uttanasana*). Das rechte Knie kann sich ein wenig strecken, das linke bleibt gebeugt. Lasse die Hand ausatmend wieder sinken und hebe dann den linken Arm, wobei sich das linke Knie leicht streckt, das rechte Bein aber gebeugt bleibt. Wiederhole die Bewegung auf jeder Seite noch einmal, lege dann beide Hände auf den Boden, hebe den Brustkorb in die **stehende halbe Vorbeuge** (*Ardha Uttanasana*) und stütze vielleicht die Hände auf die Schienbeine. Lasse ausatmend die Hände auf den Boden sinken und rolle dich Wirbel für Wirbel in den aufrechten Stand empor. Lege die Hände in **Gebetshaltung** (*Anjali Mudra*) ans Herz.

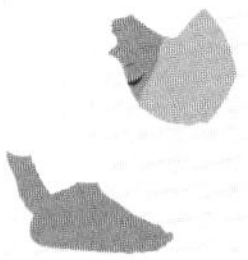

Wiederhole das Ganze auf der linken Seite. Meine Empfehlung ist, die Übungsfolge zwei- oder dreimal auf beiden Seiten zu üben. Ich finde immer, dass sich die Drehungen beim dritten Durchgang viel leichter anfühlen.

Lege dich nun auf die Matte und nimm dir Zeit für die **gedrehte Wurzel**. Bleibe zwei bis fünf Minuten in der Haltung und denke daran, vor dem Seitenwechsel eine Pause zu machen.

Gehe langsam zur letzten **Ruhehaltung** (*Shavasana*) über und ruhe dich aus.

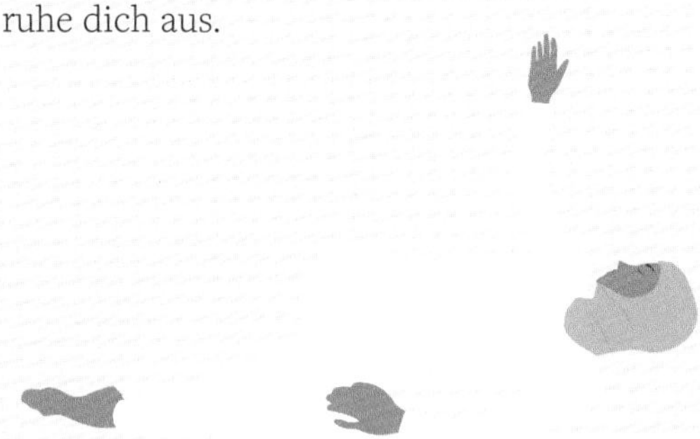

Journalingideen

Wie fühle ich mich heute?

Was kann ich tun, um mich zu motivieren?

Wie kann ich alles ausmisten und loswerden, was mir nicht guttut?

Wie finde ich mehr Geduld und Raum für Atem in meinem Leben?

Affirmationen

Was ich will und wünsche, fällt mir zu.

Ich ziehe Gesundheit, Reichtum und Glück an.

Ritual: Sigille

»Was ist denn eine Sigille?«, höre ich dich fragen. Nun, eine Sigille ist ein Symbol mit einer mystischen, mächtigen, magischen Bedeutung. Es ist ein superstarkes Ritual, das unglaublich einfach zu praktizieren ist und in meinen Workshops und Retreats zu vielen erstaunlichen Erfahrungen geführt hat.

Alles, was du brauchst, sind Stift und Papier und ein Ort, an dem du nicht gestört wirst. Nimm dir eine Tasse deines Lieblingskräutertees und mache es dir dort bequem (am besten neben dem Altar).

- Beginne mit einem Blick auf dein Vision-Board. Denke darüber nach, was du geschaffen hast, oder denke einfach an die Energien und Vorsätze, auf die du in diesem Mondzyklus hinarbeitest.
- Schreibe alle Wörter auf, die nach deinem Empfinden die Energie der Träume, die du anstrebst, auf den Punkt bringen. Ich rate dir, das zu nehmen, was dir als Erstes in den Sinn kommt – das ist meistens das Intuitive. Denke daran, dass es kein Richtig oder Falsch gibt. Du kannst viele Wörter haben oder nur eines oder zwei. Nimm das, was sich für dich richtig anfühlt, und genieß es.

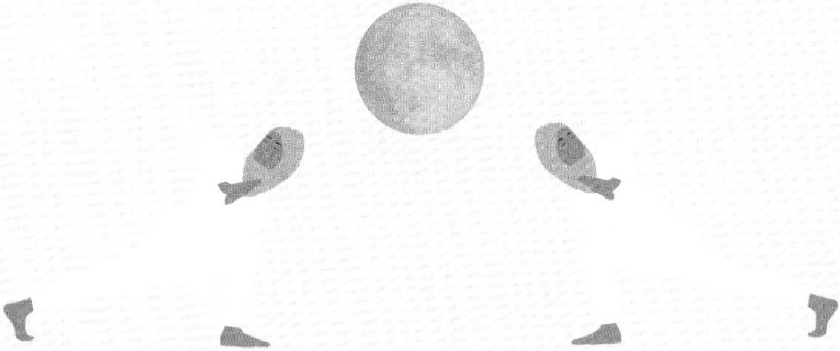

- Wenn du eine Sammlung von Wörtern hast, wählst du eines aus, das deine Ziele wirklich verkörpert. Mit diesem Wort erstellst du dein eigenes Mantra, also einen einfachen Satz, in dem das gewählte Wort vorkommt. Lautet mein Wort für diesen Mondzyklus zum Beispiel »Fülle«, dann könnte mein Mantra lauten: »Ich ziehe Fülle an«. Wenn du dein Mantra aufschreibst, solltest du es im Präsens halten, denn das klingt selbstbewusst, positiv und aufbauend.
- Entferne nun alle Vokale und wiederkehrenden Buchstaben aus dem Mantra. In meinem Beispiel bleiben die Buchstaben »CZFN« übrig.
- Um daraus nun eine Sigille zu erzeugen, stellst du die Buchstaben zu einer Gestalt oder einem Symbol zusammen. Die Buchstaben können aneinander, nebeneinander oder auf dem Kopf stehen – sei so kreativ, wie du willst, tobe dich aus! Wenn du mit deiner Kreation zufrieden bist, zeichnest du sie ein paarmal nach, um dir das Muster und die Form einzuprägen.
- Als Nächstes musst du die Sigille aufladen. Nimm das Blatt mit der Sigille in die Hand und sieh vor deinem geistigen Auge, wie warmes, positives Licht aus der Sigille hervorstrahlt, das die Energie verstärkt und deine Vorsätze besiegelt. Betrachte sie so lange, wie es dir behagt. Anschließend ist deine mächtige Sigille einsatzbereit.

Du kannst die Sigille auf deinem Altar aufbewahren oder auch in einer ruhigen Minute auf ein Blatt kritzeln. Du kannst sie auch verbrennen (aber bitte auf ungefährliche Weise!). Jedes Mal, wenn du die Sigille verwendest, indem du sie nachzeichnest, betrachtest oder einfach daran denkst, signalisierst du dem Universum, dass du hier bist, dass deine Intentionen gut sind, und dass du bereit bist. Genießt die Prozedur, meine Lieben, dies ist eine mächtige Übung.

5. Phase

Vollmond

Freude | Loslassen | Leidenschaft | Fülle

Hier ist sie! In all ihrer Pracht! Unsere volle, helle, runde und perfekte Silberkugel. Wenn du noch nie gesehen hast, wie der Vollmond aufgeht, solltest du dir das ganz dringend vornehmen. Es wird dir buchstäblich den Atem rauben. Ich weiß nicht, wie oft ich diese runde Kugel schon betrachtet habe, aber jedes Mal bin ich von ihrem majestätischen Aufstieg überwältigt. Um den Vollmond herum herrscht immer so viel Aufregung – die Energie ist auf dem Gipfel, die Sektkorken knallen, die Suppe ist am Siedepunkt. Manchmal verspürt man einen Übereifer, die gefassten Vorsätze zu verwirklichen und zu manifestieren, dabei ist die Vollmondphase die Halbzeit und nicht das Ende des Mondzyklus.

Freue dich jetzt darüber, wie weit du gekommen bist, wie viele Fortschritte du gemacht hast, und wie stolz du an diesem Punkt deines Weges sein kannst. Es ist auch ein guter Zeitpunkt, um zu erkennen, welche Energien dir nicht mehr dienlich sind, oder welche Menschen, Situationen und Erfahrungen langsam zu einer Last werden. Jetzt ist der richtige Zeitpunkt, um sie loszulassen. Das Mondwasser-Ritual wird dir dabei sicherlich helfen.

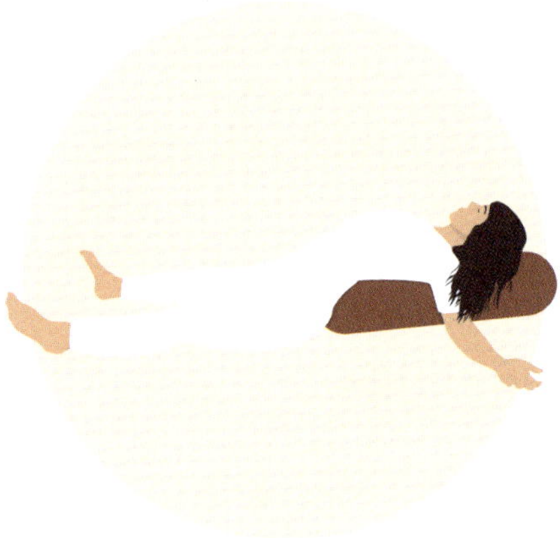

Yin-Haltung
Herzöffner

Diese Haltung ist so ein Luxus! Wenn du kein Yoga-Bolster hast, kannst du auch ein zusammengerolltes Handtuch oder eine Decke verwenden.

Platziere die Stütze, die du hast, an der Basis der Wirbelsäule und lege dich dann mit der Wirbelsäule darüber. Du solltest merken, wie sich der Brustkorb hebt, und wie sich die Schultern öffnen. Die Arme kannst du wie ein großes »T« zur Seite ausstrecken. Achte darauf, dass dein Kopf gestützt ist und du dich wohlfühlst. Die Beine lässt du entweder lang ausgestreckt oder du legst die Fußsohlen zusammen und lässt die Knie weit auseinanderfallen. Auch hier gilt: Mache es so, wie es sich für dich am besten anfühlt. Bleibe in dieser Haltung so lange wie möglich. Wenn ich Zeit habe, bleibe ich manchmal

Beim Vollmond-Flow geht es darum, den Brustkorb zu öffnen und in den Schultern, der Brust und dem Herzen Weite zu schaffen. Indem wir das Herz öffnen, lassen wir Energien wie Vergebung, Mitgefühl und Freundlichkeit aus uns herausströmen – und wer hat solche Energien nicht gerne um sich? Genieße die Empfindungen dieses Flows und erlaube deinem Körper, sich mit größtmöglicher Leichtigkeit zu bewegen – damit es sich wirklich befreiend anfühlt.

zehn Minuten liegen! Allerdings solltest du behutsam vorgehen, wenn du die Haltung verlässt.

Wenn ich diese Haltung einnehme, habe ich das Gefühl, dass ich dem Universum und dem, was mich führt, mitteile: »Ich lasse los. Führe mich, wo ich Führung brauche. Mein Körper, mein Geist und mein Herz hören zu«. Genieße die Weisheit, die dir nun zuteilwird.

Dein Flow für den Vollmond

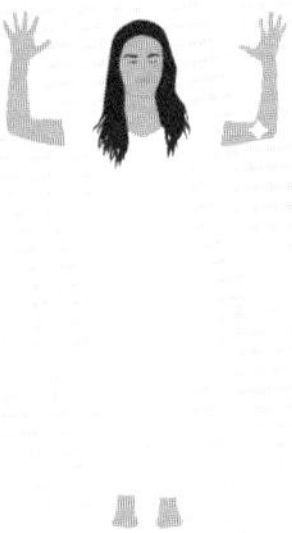

Stell dich ans Kopfende der Matte. Die Füße stehen unter den Hüften oder etwas weiter auseinander, falls du dich damit wohler fühlst. Die Arme hängen seitlich neben dem Körper, die Handflächen zeigen nach vorne, der Brustkorb ist angehoben, du fühlst dich erhaben und positiv.

Atme ein und hebe die Arme über den Kopf. Ausatmend beugst du die Arme in den **Kaktus** und hebst den Brustkorb Richtung Himmel. Öffne den Brustkorb. Noch mal Arme über den Kopf, Blick nach vorne, dann wieder ausatmend in den **Kaktus**, Brustkorb weit. Wiederhole dies noch zweimal.

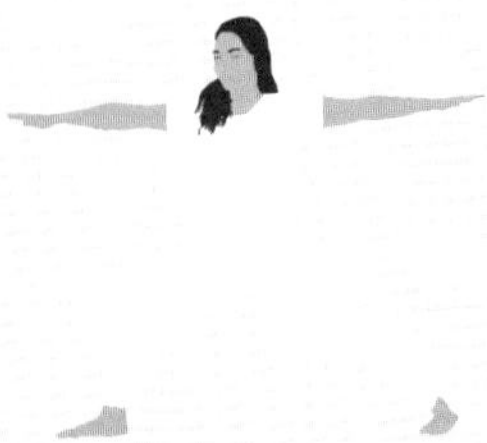

Mit dem Einatmen ziehst du die Arme nach oben und lässt sie dann nach hinten kreisen. Stelle das rechte Bein nach hinten auf die Matte und drehe dich auf den Füßen in den **Krieger II** (*Virabhadrasana II*) mit weit gestreckten Armen. Bleibe ein paar Atemzüge in der Haltung, die Füße sind fest mit der Erde verwurzelt. Beuge dich dann in den **Krieger** in die **Rückbeuge**, indem du den linken Arm über den Kopf streckst, im linken Knie weich bleibst und die Längung der Flanke genießt. Bleibe drei Atemzüge in dieser Haltung. Richte dann den Körper auf, stelle den linken Ellbogen sanft auf den linken Oberschenkel und strecke den rechten Arm über den Kopf. So kommst du in den **gestreckten seitlichen Winkel** (*Utthita Parshvakonasana*). Jetzt müsstest du die gleiche tiefe Flankendehnung auch auf der anderen Seite spüren.

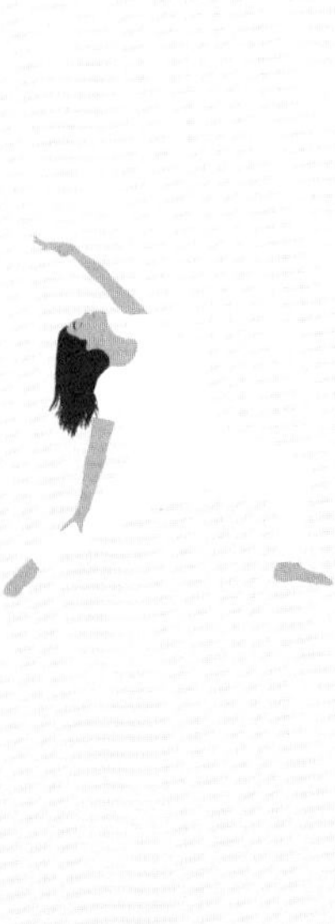

Richte den Körper auf und wende dich zur Längsseite der Matte. Drehe die Füße so, dass die Fersen nach innen und die Zehen nach außen zeigen und du in die Haltung der **Göttin** (*Utkata Konasana*) kommst. Achte darauf, dass du die Füße nicht nach außen kippst oder die Knie verdrehst. Die Knie sollten sich angenehm anfühlen.

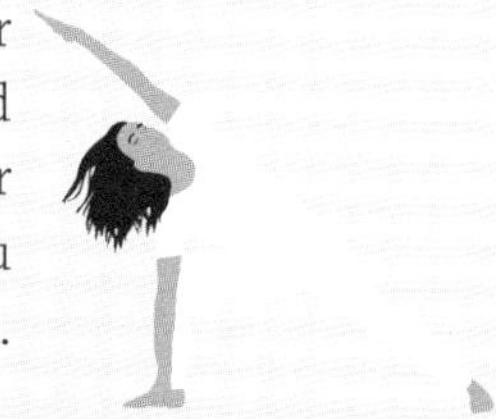

Beuge die Knie und lasse dich tief sinken, die Arme sinken neben die Hüften. Atme ein, strecke die Beine, hebe die Arme erst zur Seite und dann in die Höhe. Beim Ausatmen gehst du wieder tief in die Knie, bringst die Arme in die **Kaktushaltung** und hebst dein Herz empor. Wiederhole dieses Aufstehen und Zurücksinken in die **Haltung der Göttin** (*Utkata Konasana*) mit **Kaktusarmen** noch viermal.

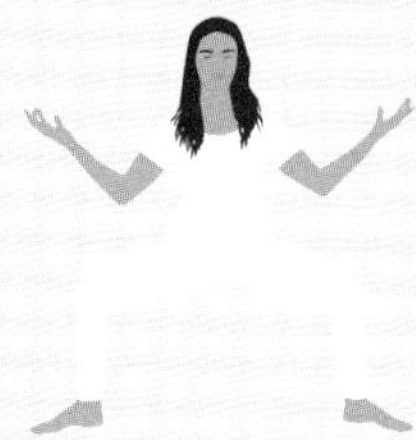

Beim nächsten Strecken der Beine hebst du die Hände in die Höhe, gehst dann tief in die Knie und beugst den Oberkörper ganz zur Erde hinunter. Lasse den Kopf in dieser **Vorbeuge in der weiten Grätsche** (*Prasarita Padottanasana*) hängen und die Knie leicht gebeugt, wenn es sich für dich angenehmer anfühlt. Setze die linke Hand genau vor dem Gesicht auf dem Boden auf und hebe den rechten Arm senkrecht nach oben. Recke den Arm empor, sodass du dich nach oben aufdrehst und die Wirbelsäule geöffnet wird. Lasse den rechten Arm wieder sinken und wechsle die Seite, die rechte Hand auf dem Boden, der linke Arm emporgereckt, der Brustkorb geweitet. Ausatmen und noch einmal Seitenwechsel. Dann legst du beide Hände auf den

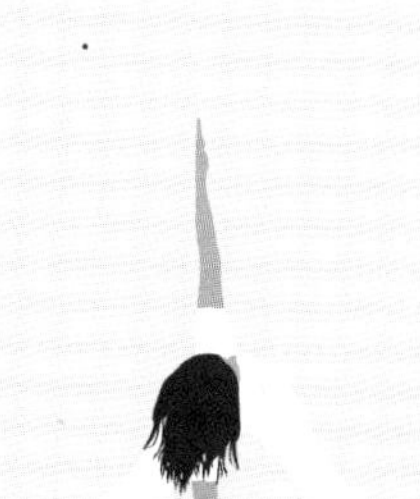

Boden und richtest dich **Wirbel für Wirbel** auf. Die Beine stehen immer noch sehr weit auseinander. Drehe dich auf den Füßen zum Kopfende der Matte, gehe in einen **hohen Ausfallschritt** (*Alanasana*), der rechte Fuß ist hinten. Strecke die Arme über den Kopf und lasse dann das hintere Knie wieder auf den Boden sinken. Greife mit den Händen hinter dich und verschränke die Finger, atme tief ein und bewege ausatmend die **Hände weg vom Po**. Ziehe die Schultern zurück und hebe den Blick in die Höhe. Wenn du dich stabil und sicher fühlst, kannst du sogar das hintere Knie vom Boden heben. Bleibe drei Atemzüge in dieser Haltung.

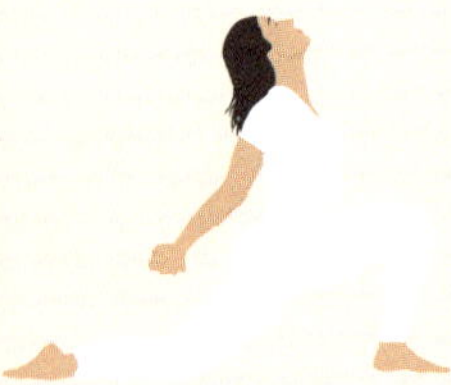

Wenn das hintere Knie angehoben ist, legst du es sanft wieder auf die Matte. Löse die Hände und lege sie vor dir auf den Boden. Setze den rechten Fuß nach vorne neben den linken und rolle dich dann Wirbel für Wirbel empor in den aufrechten Stand. Wiederhole alles auf der linken Seite, und dann wiederhole die ganze Übungsfolge noch einmal oder auch öfter, wenn du Zeit hast.

Begib dich langsam in die **Herzöffner-Haltung** mit Kissen unter der Wirbelsäule. Anschließend gehst du in die **Ruhehaltung** (*Shavasana*) und ruhst dich aus.

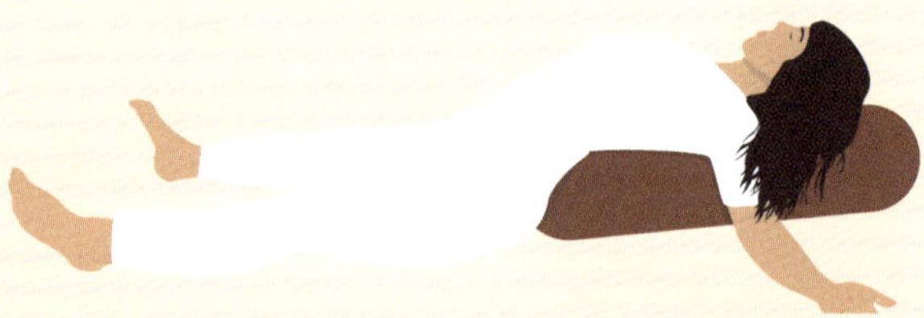

Journalingideen

Zehn Dinge, für die ich dankbar bin.

Zehn Dinge, die ich an mir liebe.

Was bedeutet das Wort »Fülle« für mich?

Bei diesem Vollmond lasse ich Folgendes los ...

Affirmationen

Jetzt ist meine Zeit.
Ich bin stark, mächtig und nicht aufzuhalten.

Ich vertraue meiner Intuition und lasse alles los,
was mir keinen Nutzen mehr bringt.

Ritual: Mondwasser

Die Herstellung von heiligem Mondwasser ist eines meiner Lieblingsrituale. Ich praktiziere es auch mit meinen Jungs, und sie lieben den Zauber, der damit einhergeht.

Nimm ein sauberes Glas und fülle es mit gefiltertem Wasser (wenn du das Wasser erst abkochst und dann abkühlen lässt, ist es so gut wie gefiltert). Suche dir ein ruhiges Plätzchen, an dem du nicht gestört wirst, vielleicht in der Nähe deines Altars. Nimm das Glas mit dem Wasser mit und hole dir Stift und Papier.

- Setze dich bequem hin, entweder auf einen Stuhl oder auf ein Sitzkissen. Finde eine aufrechte Haltung und schließe die Augen.
- Nimm drei tiefe, erdende Atemzüge. Seufze leise beim Ausatmen.

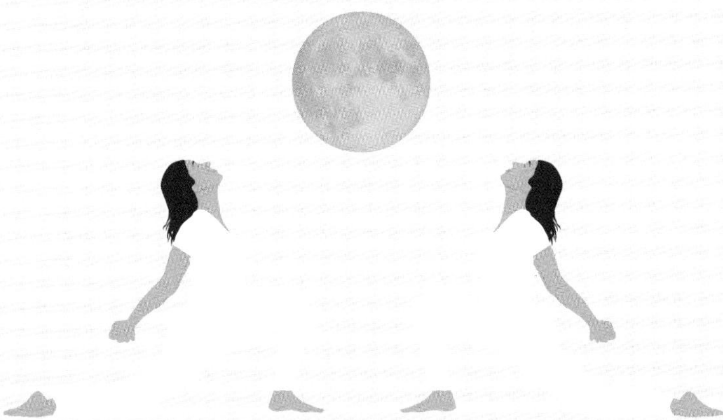

- Halte das Glas Wasser in der linken Hand und schließe die Augen.
- Stelle dir vor, wie reines, strahlend weißes Licht aus deinem Herzen in deine Hand strömt, dich reinigt und positive Energie aus deinem Inneren in das Glas und das Wasser bringt. Lasse dir Zeit, keine Eile.
- Wenn du dich bereit fühlst, stellst du das Glas ab, nimmst dir Stift und Papier und schreibst die Vorsätze auf, an denen du arbeitest. Du kannst auch deine Sigille auf das Papier malen.
- Wenn du das getan hast, faltest du das Papier ein paar-mal in Richtung deines Körpers (beachte die Faltrichtung: immer zum Körper hin). Suche dir dann einen Platz im Freien, wo du es zusammen mit dem Glas gereinigten Wassers aufstellen kannst. Das kann ein Fenstersims oder ein Gartenzaun sein – irgendwo, wo das Licht und die Energie des Mondes dein Wasser und deine Intentionen aufladen werden.
- Lasse beides über Nacht draußen stehen, wenn der Vollmond am Himmel steht (keine Sorge, wenn es bewölkt ist, funktioniert es trotzdem!). Wenn du am Morgen aufwachst, holst du das Wasser und das Blatt mit den Vorsätzen herein. Nun kannst du das Wasser trinken und dir dabei vorstellen, wie sich alle deine Intentionen verwirklichen. Mit Lunas Wasser nimmst du ihren Segen auf, ihre Energie und ihre Unterstützung bei der Verwirklichung deiner Vorsätze.

Behalte das Blatt, stecke es in dein Tagebuch. So ist es immer da und wird nicht vergessen.

6. Phase

Abnehmender Halbmond

Entschleunigung | Genugtuung | Hingabe | Gemächlichkeit

Wenn der Mond seine vollste Phase verlässt, nimmt er ein wenig von seiner Energie mit. Allmählich schwindet der Mond, Frau Lunas Energie geht zur Neige, und das macht sich im Körper bemerkbar. Jetzt ist es an der Zeit, zu entschleunigen, aber Entschleunigung bedeutet nicht, dass man Vorsätze aufgibt. Womöglich muss man die gefassten Vorsätze nun aus einem anderen Blickwinkel betrachten und Unterstützung suchen. Diese Unterstützung kann die Form einer Heil- oder Wellnessbehandlung haben. Es kann sich um Massage, Kosmetik oder Reiki handeln, um Klangheilung, Tarot-Legen oder etwas Ähnliches. Ich glaube, es gibt nichts Friedvolleres, als die Zeit und den Raum zur Pflege der eigenen Energie zu bekommen, und danach entspannt und ausgeruht zu sein. Sei dankbar für diesen Weg, für deinen Körper, für dich.

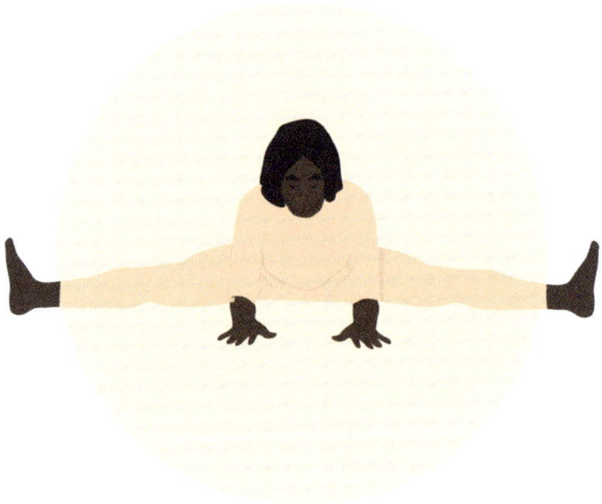

Yin-Haltung
Libelle

Beginne im Sitzen und drehe dich dann so, dass du seitlich auf der Matte sitzt und die Beine so weit wie möglich spreizen kannst. Achte darauf, dass Füße und Beine völlig entspannt sind. Komme nun in eine Vorbeuge mittig zwischen den Beinen, was sich möglicherweise schwierig anfühlt. Falls das bei dir der Fall ist, kannst du dich auf einen Block oder ein zusammengerolltes Kissen setzen und vielleicht ein Kissen oder eine zusammengerollte Decke vor dich legen, worauf du deine Arme ablegen kannst. Wenn dein Körper es zulässt, kannst du auch den Oberkörper auf die Stütze legen. Du müsstest ein tiefes Dehnungsgefühl an den Innenseiten der Oberschenkel spüren. Halte die Haltung so lange, wie es sich für dich angenehm anfühlt – zwei bis vier Minuten wären gut.

Der Flow, den ich für den Abnehmenden Halbmond entwickelt habe, stellt die Oberschenkelinnenseite in den Mittelpunkt. Die Oberschenkelinnenseite und die Leistengegend sind mit dem Element Wasser verbunden, und die Arbeit daran lässt uns weicher und sanfter mit dem Körper umgehen. Wenn wir mit den Innenseiten des Körpers arbeiten, erleben wir dort ein ganz anderes Hautgefühl als zum Beispiel an den äußeren Gesäßmuskeln. Beim Ausführen dieser Übungsfolge kann man sich vorstellen, dass man sich durch Wasser bewegt. Alle Übergänge werden fließend gestaltet und absichtsvoll, konzentriert und klar ausgeführt. Sei wie das Wasser, bewege dich wie das Wasser, fließe wie das Wasser.

Wenn wir mit den Innenseiten der Oberschenkel in Kontakt kommen, fühlt sich diese Körperregion sehr zart und weich an. Diese Haltung ermutigt uns zu achtsamer Bewegung mit einem sanfteren Energiefluss. Erlaube dir, so weit loszulassen, wie du kannst.

Dein Flow für den abnehmenden Halbmond

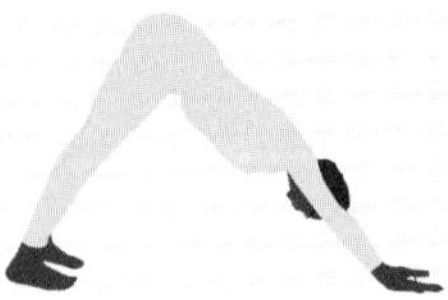

Diese Übungsfolge beginnt am hinteren Ende der Matte. Das ist umstritten, ich weiß! Die Füße stehen hüftbreit auseinander, du stehst aufrecht, die Arme hängen seitlich, das Kinn ist parallel zum Boden, du fühlst dich stark und kraftvoll.

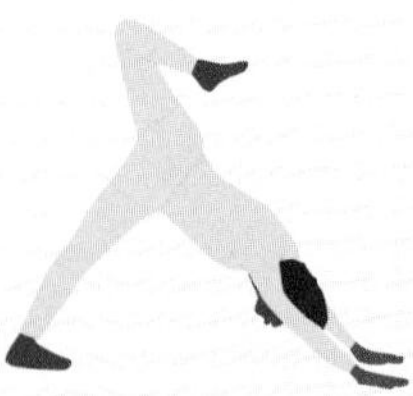

Hebe nun einatmend die Arme über den Kopf. Atme aus, beuge die Knie und senke den Oberkörper nach unten Richtung Erde. Wenn die Hände die Matte berühren, wandere mit den Händen nach vorne in den **herabschauenden Hund** (*Adho Mukha Svanasana*). Bewege die Fersen auf und ab und schiebe das Becken dabei hin und her. Entspanne den Körper.

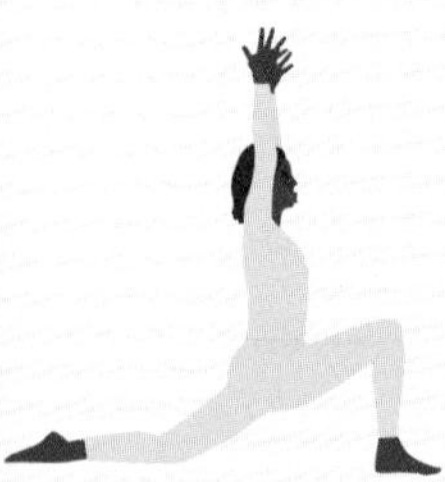

Wenn du bereit bist, hebst du mit dem nächsten Atemzug das rechte Bein in die Höhe in einen **dreibeinigen herabschauenden Hund** (*Eka Pada Adho Mukha Svanasana*). Beuge dann das obere Knie und öffne die Hüfte. Bleibe ein paar Atemzüge in dieser Haltung und stelle dann den rechten Fuß neben die Außenseite der rechten Hand (falls du das nicht ganz schaffst, kannst du den Fuß mit der Hand noch ein Stück nach vorne rücken). Senke das linke Knie sanft auf den Boden und komme so in einen **tiefen Aus-**

fallschritt (*Anjaneyasana*). Jetzt machst du drei große Kreise mit dem rechten Arm: einatmend Arm nach vorne, ausatmend Arm nach hinten kreisen.

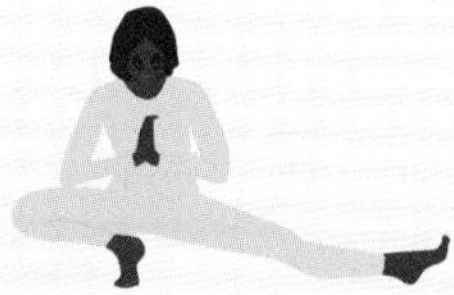

Nach dem dreimaligen Armkreisen bleibst du tief am Boden und drehst dich auf den Füßen in den **Yoga Squat** (*Skandasana*). Die rechte Ferse kann dabei sehr hoch angehoben sein, das linke Bein ist ausgestreckt und die Zehen zeigen zum Himmel. Hebe den linken Arm in die Höhe und weite dabei den Brustkorb. Bleibe ein paar Atemzüge in der Haltung. Dann stützt du dich mit den Händen ab, um zum hinteren Ende der Matte und in den **Krieger II** (*Virabhadrasana II*) zu gelangen. Das linke Bein ist gebeugt, das rechte Bein gestreckt. Hebe mit dem nächsten Einatmen die Arme über den Kopf und strecke beide Beine. Mit dem Ausatmen streckst du die Arme wieder zur Seite, findest zurück in den **Krieger II** (*Virabhadrasana II*) und verweilst. Beim nächsten Atemzug greifst du mit den Händen hinter dich und verschränkst die Finger. Einatmend hebst du den Brustkorb, ziehst die Schulterblätter hinten zusammen, atmest aus und beugst den Oberkörper nach vorne in den **demütigen Krieger** (*Baddha Virabhadrasana*). Lasse den Kopf schwer hängen und spüre die tiefe Dehnung in den Schultern und Oberschenkelinnenseiten.

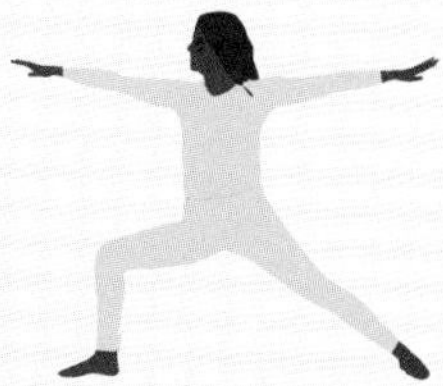

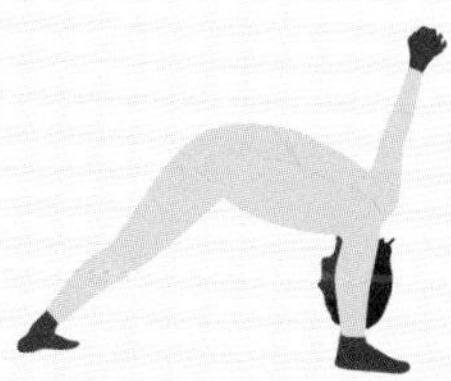

Wenn du bereit bist, richte den Oberkörper auf, schwinge die Hände wie beim Radschlagen vor dich auf die Matte und setze sie an der Innenseite des rechten Beins auf. Das hintere Knie sinkt auf den Boden.

Hebe einatmend den Brustkorb, winkle ausatmend die Zehen des hinteren Fußes nach vorne an und setze den anderen Fuß nach hinten zum **herabschauenden Hund** (*Adho Mukha Svanasana*). Beuge beide Knie und gehe mit den Händen rückwärts bis zu den Füßen. Rolle dich dann Wirbel für Wirbel in den aufrechten Stand auf. Einatmend Arme über den Kopf, ausatmend die Hände in **Gebetshaltung** (*Anjali Mudra*) vor dein Herz. Nimm drei tiefe Atemzüge und beginne dann die Übungsfolge erneut, diesmal nach links gewandt.

Wiederhole die Übungsfolge noch ein weiteres Mal auf jeder Seite, wobei du beim zweiten Mal vielleicht etwas länger in jeder Haltung bleiben kannst.

Rolle dich wieder Wirbel für Wirbel zur Erde hinunter und begib dich sanft in die **Libelle**. Benutze dazu alle Hilfsmittel, die du brauchst, um dich in dieser Haltung zu entspannen und verweile darin drei bis fünf Minuten.

Ruhe dich in der **Ruhestellung** (*Shavasana*) aus.

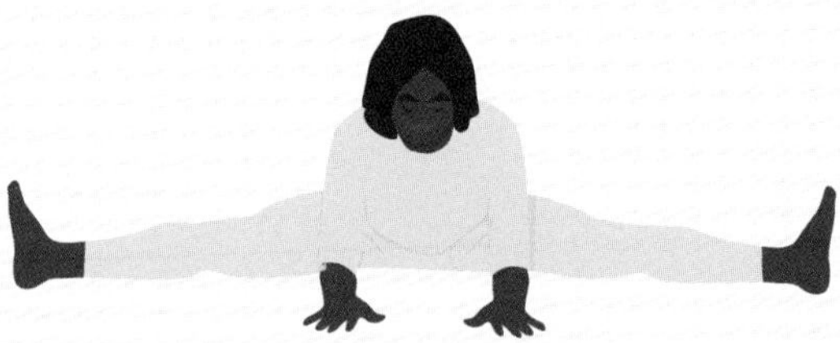

Journalingideen

Für welche Lehre bin ich am dankbarsten?

Zu wem oder was fühle ich mich hingezogen?

In welcher Hinsicht wachse ich?

Wie kann ich besser für mich sorgen?

Affirmationen

Ich feiere alles, was ich erreicht habe.

Ich bin dankbar dafür, wie weit ich gekommen bin.

Ritual: Loslassen

Einäscherung ist ein mächtiges Mittel, um eine Energie oder ein Gefühl wirklich verschwinden zu sehen. Bitte sei bei diesem Ritual wirklich vorsichtig.

Nimm ein Stift und Papier, ein Feuerzeug, eine Pinzette oder Zange und eine Schale mit Wasser und suche dir einen Ort, an dem du nicht gestört wirst. Ich mache dieses Ritual gerne draußen, aber du kannst es auch drinnen durchführen – sei nur vorsichtig.

- Suche dir einen bequemen Platz auf einem Stuhl oder Sitzkissen, und setze dich aufrecht hin. Schließe die Augen und nimm drei tiefe, erdende und reinigende Atemzüge. Wenn du bereit bist, nimmst du das Papier und schreibst alles auf, was dich momentan beunruhigt oder besorgt. Vielleicht sind es Hindernisse, die deinen Intentionen im Weg stehen, oder einfach nur Dinge, die dich stören.
- Die Liste kann lang oder sehr kurz sein – wie immer gibt es hier kein Richtig oder Falsch. Wenn du die Liste fertiggestellt hast, nimm dir einen Moment Zeit, um sie durchzulesen und zu prüfen, ob du noch etwas hinzufügen musst.
- Da nun auf diesem Stück Papier einiges steht, was du in deinem Leben nicht brauchst, wollen wir das alles komplett loswerden.
- Die beste Art und Weise, etwas verschwinden zu lassen, ist, es zu verbrennen. Halte das Stück Papier mithilfe der Pinzette oder Zange über die Wasserschale, um glühende Fetzen sicher aufzufangen. Zünde das Papier vorsichtig am

Rand an. Betrachte die Flamme und sage dir in Gedanken: *Ich lasse dich los, du bist nicht länger ein Teil von mir.*

- All diese Hindernisse, Probleme, negativen Gedanken und Gefühle nützen dir nicht mehr und werden nun ins Universum entlassen. Jetzt sind sie nicht länger ein Teil von dir. Jetzt sind sie weg.

Nimm dir danach etwas Zeit, um still zu werden, und genieße das Gefühl, einiges an Negativem losgelassen zu haben.

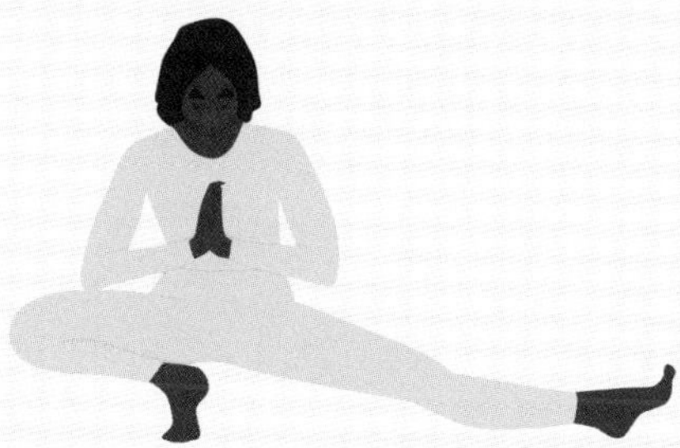

7. Phase

Letztes Viertel

Loslassen | Vergeben | Nähren | Unterstützen

Wenn du im Letzten Viertel des Mondzyklus in den Nachthimmel aufschaust, siehst du wahrscheinlich nur die untere Hälfte des Mondes leuchten. Die Energie des Letzten Viertels erfordert, dass wir loslassen, tief in die Intuition eintauchen und tapfer bleiben, während wir in einen gemächlicheren Lebensrhythmus kommen. Ungefähr jetzt solltest du eine Energieverschiebung bei den Neumond-Vorsätzen erkennen können. Auch wenn es keinen äußerlichen Fortschritt gibt, solltest du neue Erkenntnisse darüber haben, wie du vorankommen könntest.

Sei nachsichtig zu dir selbst – Abschied und Selbstvergebung sind in dieser Mondphase wichtig. Tue Dinge, bei denen du dich wohlfühlst, iss und trink, um dich zu nähren, und gehe früh schlafen – Schlaf ist so wichtig.

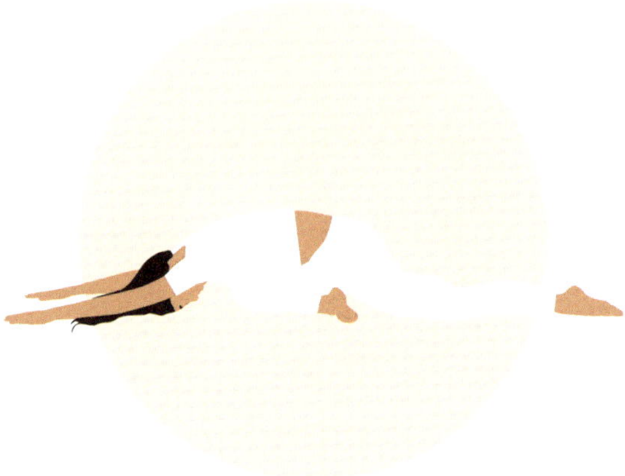

Yin-Haltung
Schlafender Schwan

Komme in den Vierfüßlerstand und schiebe das rechte Knie zum rechten Handgelenk, entweder an dessen Innen- oder Außenseite (du hast die Wahl). Richte das Schienbein bequem aus: vielleicht parallel zur Vorderseite der Matte, wenn du die nötige Flexibilität in der Hüfte hast, oder eher – wie ich es mag – schräg über die Matte gelegt, die Ferse zur gegenüberliegenden Hüfte zeigend. Schiebe das linke Bein zum Fußende der Matte.

Rücke dich zurecht, damit sich dein Knie wirklich gut anfühlt und du eine Dehnung in der rechten Pobacke verspürst. Neige den Oberkörper langsam nach vorne zum Boden. Die Dehnung in dieser Haltung sollte sich dabei intensivieren. Du kannst ein Kissen oder ein Yoga-Bolster unter den Oberkörper legen und vielleicht noch eine weitere Stütze unter die rechte Hüfte, beispielsweise einen Block oder ein Kissen.

Der Flow für das Letzte Viertel ist ein vom Qigong inspirierter Flow. Ich liebe Qigong sehr. Es ist eine äußerst beruhigende Bewegungsarbeit, denn alle Bewegungen sind langsam und werden bewusst absichtsvoll ausgeführt. Qigong hilft, das Gleichgewicht und die Flexibilität zu verbessern, nicht nur körperlich, sondern auch geistig und seelisch. Qigong kann Stress, Sorgen und Ängste abbauen und Konzentration und Aufmerksamkeit erhöhen. Ich mag besonders, dass wir bei dieser Übungsfolge nach ein paar Durchgängen buchstäblich brodeln: Wir spüren, wie die Energie im Körper ansteigt und die Schwingung der Seele sich erhöht. Ich kann es kaum erwarten, dass du diesen Flow ausprobierst.

In den Hüften hält sich oft eine Menge Anspannung, und langes Sitzen und Schreibtischarbeit verstärkt dies. Ich empfehle, mindestens vier Minuten in dieser Haltung zu bleiben, aber wenn du länger bleiben kannst, tue es ruhig.

Es ist wirklich interessant, was im Kopf vorgeht, wenn man diese Haltung einnimmt. Wir speichern gerne einiges an Erinnerungen und Erfahrungen in den Hüften, und manchmal kommen einem Dinge oder Menschen in den Sinn, an die man schon lange nicht mehr gedacht hat. Das kann eine wirklich erhellende Erfahrung sein.

Dein Flow für das Letzte Viertel

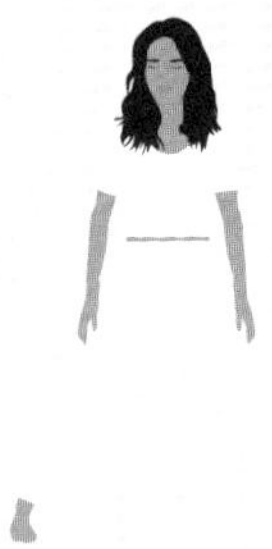

Diese Übungsfolge beginnt mit dem Blick zur Längsseite der Matte. Stelle die Füße **breitbeinig** auf, die Zehen zeigen nach vorne und die Knie sind ein wenig gebeugt. Die Hände liegen an den Seiten, die Schultern sind entspannt, das Kinn ist parallel zum Boden.

Einatmend hebst du die Arme über den Kopf und sammelst dabei herrliche, positive Energie. Ausatmend führst du die Handballen zusammen, als würdest du einen Ball festhalten, und bringst dann die ganze Energie zum Bauchnabel (wo sich das ***Manipura-Chakra*** befindet). Wiederhole diese Bewegung noch dreimal und erlaube dir, alles zu spüren, was du an Energie in den Körper holen willst.

Nimm die Arme wieder nach oben über den Kopf und lege dann beim Ausatmen die linke Hand auf den linken Oberschenkel. Strecke den rechten Arm empor und beuge dich nach links. Komme zurück in die Mitte und lege den rechten Arm auf den rechten Oberschenkel. Strecke einatmend den linken Arm nach oben und beuge dich mit dem Ausatmen nach rechts.

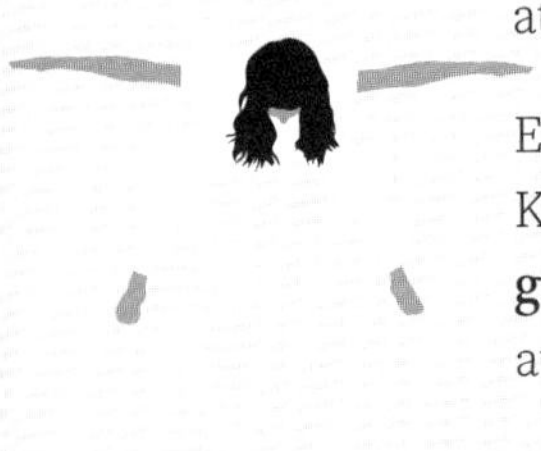

Einatmend die Arme in die Höhe strecken, ausatmend die Knie sanft beugen, den Oberkörper in die **halbe Vorbeuge** (*Ardha Uttanasana*) und die Arme wie Flügel seitwärts ausstrecken.

Strecke nun beim Einatmen sanft die Beine und beuge beim Ausatmen sanft die Knie (die Arme bleiben seitwärts ausgestreckt). Wiederhole dieses sanfte Strecken und Beugen zweimal. Atme tief ein und senke dann mit dem Ausatmen den Oberkörper Richtung Boden. Lasse den Kopf schwer hängen und die Wirbelsäule lang werden.

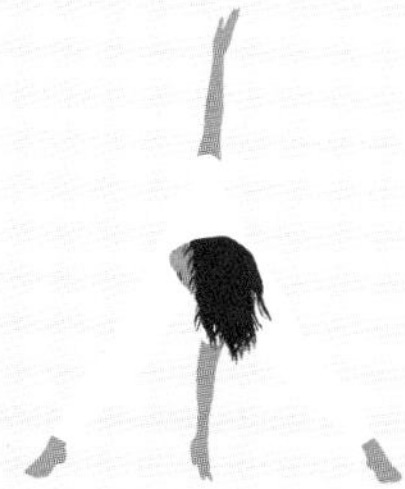

Setze in dieser weit gegrätschten **Vorbeuge** (*Prasarita Padottanasana*) die linke Hand vor dem Gesicht auf dem Boden ab und hebe den rechten Arm in die Höhe: eine **Drehung**, die den Brustkorb weitet. Dann lege die rechte Hand ausatmend auf den Boden und wechsle die Seite. Rechte Hand vor dir auf dem Boden, linker Arm senkrecht nach oben. Wiederhole die Übung noch zweimal.

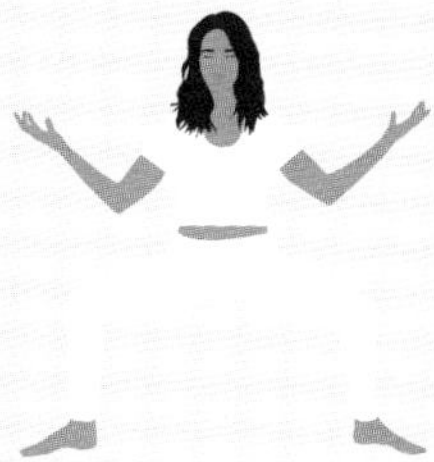

Atme ein und rolle dich Wirbel für Wirbel in den aufrechten Stand. Drehe dabei die Fersen einwärts, gehe tief in die Knie in die **Haltung der Göttin**. Einatmend Brust heben, ausatmend Oberkörper in die **gegrätschte Vorbeuge** (*Prasarita Padottanansana*) nach vorne beugen. Die Arme kommen nach vorne und unten und über den Kopf, so weit du kannst. Wechsle zwischen den beiden Haltungen: erst aufrichten in die **Haltung der Göttin** und dann wieder in die **Vorbeuge** (*Prasarita Padottanansana*).

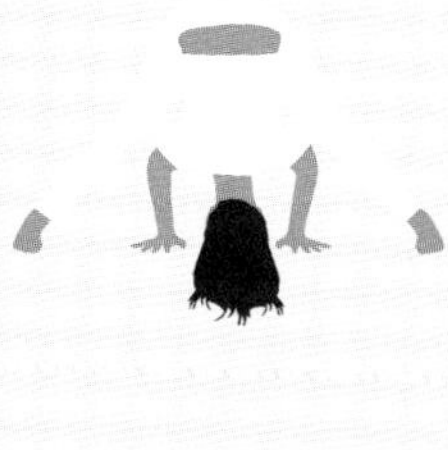

Beim dritten Mal lässt du alles zur Erde hinabsinken, die Wirbelsäule ist lang, die Knie sind weich. Erspüre mit den Händen, dass alle Energie, die du möchtest, vor dir auf dem Boden liegt, und dass du sie mit den Händen sammeln kannst. Sammle, sammle, vergiss nichts – und dann bringe diesen Haufen an Wunderbarem in deinen Händen erst zum Himmel und dann an dein Herz. Erst die linke

Hand, dann die rechte darüber. Bleibe mit den Händen auf dem Herzen stehen und atme dreimal tief ein.

Wiederhole diese Abfolge siebenmal, einmal für jedes unserer Chakren, unserer Energiezentren. Wenn du zum sechsten oder siebten Mal kommst, hast du dir die Bewegungsfolge hoffentlich gemerkt, sodass du die Augen schließen und die Abfolge mit geschlossenen Augen durchführen kannst. Wenn es schiefgeht, macht das nichts, vertraue dir selbst und deinem Körper.

Nach dem siebten Durchgang fühlt sich dein Körper vielleicht ein bisschen an, als wäre er elektrisch aufgeladen, ein bisschen flirrend – das ist gut! Jetzt spürst du, wie die Energie den Körper und den Geist in Einklang bringt. Nimm dir Zeit, um dieses Gefühl zu genießen.

Begib dich ganz langsam hinab auf die Matte, ohne jede Eile. Komme in den **schlafenden Schwan** – drei bis fünf Minuten auf jeder Seite sind gut, mit einer Minute Pause dazwischen.

Finde dann in die **Ruhehaltung** (*Shavasana*) und ruhe dich aus.

Journalingideen

An welchen Gewohnheiten, die mir nicht mehr nützen, halte ich noch fest?

Was habe ich in diesem Mondzyklus über mich gelernt?

Wo in meinem Leben tue ich etwas, das sich nicht nach mir anfühlt?

Für welche Gabe des Lebens bin ich offen?

Affirmationen

In mir lebt tiefe Weisheit.

Wenn ich entschleunige, verjüngt sich mein Körper.

Ritual: Kerzenmeditation

Dies ist ein wunderbar einfaches und entspannendes Ritual, das du im Liegen durchführen kannst – perfekt für die Energie des Letzten Viertels. Warte damit möglichst bis zum Abend, aber wenn du es gerne tagsüber durchführen möchtest, ist das auch in Ordnung!

Du brauchst dafür eine Kerze egal welcher Form, Größe oder Farbe. Was du gerade da hast, ist perfekt.

- Suche dir ein ruhiges Plätzchen im Haus und richte dir einen gemütlichen Platz auf dem Boden ein. Nimm die Yogamatte, Kissen, Decken, irgendetwas Weiches, auf dem du dich wohlfühlst.
- Ich praktiziere diese Meditation am liebsten auf dem Bauch liegend. Lege dich auch so hin, wenn dir das behagt. Falls dir das zu unbequem ist, kannst du die Kerze so auf einen Tisch stellen, dass sie sich auf Augenhöhe befindet, wenn du auf dem Boden sitzt. Sorge dafür, dass du bequem sitzt und die Wirbelsäule lang ist. Die Kerze sollte etwa eine Armlänge von dir entfernt sein.

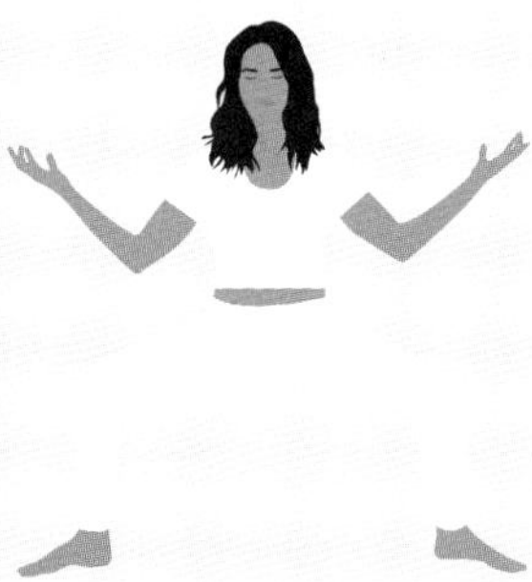

- Achte darauf, dass es im Zimmer dunkel genug ist, damit die Kerzenflamme gut zu sehen ist.
- Nimm dir einen Moment Zeit, um ruhig und still zu werden und drei tiefe, reinigende Atemzüge zu machen. Löse dich von dem, was du glaubst, tun oder denken zu müssen. Sei einfach du selbst.
- Zünde die Kerze an, wenn du dich bereit fühlst, und richte den Blick auf die Flamme. Du musst nirgendwo anders hinschauen als auf die Flamme. Beobachte, wie die Flamme, sobald der Docht entzündet ist, an Höhe und Breite zunimmt und sich mit ihrer Umgebung verändert und bewegt. Versenke dich ganz in die Beobachtung der Flamme, lasse den Geist so ruhig wie möglich werden und mach dir nichts daraus, wenn er abschweift – wir sind alle nur Menschen, das kann durchaus passieren. Lenke die Aufmerksamkeit einfach wieder auf die Flamme. Bleibe dabei, so lange du willst. So lange du kannst.
- Während der Meditation erscheinen dir womöglich Bilder, Worte, Farben, Strukturen und Symbole. Nimm wahr, was die Kerze zu sagen hat. Vielleicht hat sie eine Botschaft vom Universum, die du anhören solltest.
- Nimm dir einen Moment Zeit, um der Kerze dafür zu danken, dass sie dir die Möglichkeit gegeben hat, Stille und Frieden zu finden, und dir vielleicht Erkenntnisse gebracht hat. Dann blase die Kerze aus.

Schreibe danach ruhig etwas in dein Tagebuch und genieße das Gefühl tiefen Friedens.

8. Phase

Abnehmende Sichel

Heilung | Rückzug | Regeneration | Verwurzlung

Wenn der Mond in seine letzte abnehmende Phase übergeht, wird die Energie weicher, sanfter und friedvoller. Das Energielevel wird sich niedrig anfühlen, und die Motivation ist vielleicht nicht optimal. Mit ziemlicher Sicherheit tritt Aufschieberitis auf. Zur Arbeit sollte man sich möglichst nicht zwingen, denn das führt nur dazu, dass man sich darüber ärgert. Es ist besser, sich eine Auszeit zu nehmen, die offenen Aufgaben auf Eis zu legen und später darauf zurückzukommen. Mir ist natürlich klar, dass das nicht immer möglich ist, denn nicht alle können sich das leisten. Aber wenn man es irgendwie einrichten kann, sollte man sich nicht zu viel abverlangen. Nachher wird man es bestimmt nicht bereuen. Wenn wieder mehr Energie da ist, wird sich die Arbeit weniger wie Arbeit anfühlen!

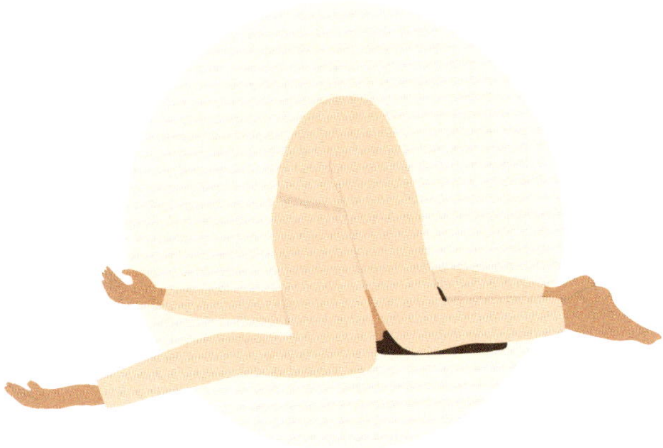

Yin-Haltung
Schnecke

Diese Haltung öffnet den Hals, die Schultern und die Wirbelsäule ganz intensiv. Es ist eine wunderschöne Haltung mit nach innen gerichteter Energie, die perfekt zu dieser Mondphase passt.

Um diese Haltung einzunehmen, legst du dich auf den Rücken und ziehst die Beine über den Kopf, wobei die Hände im unteren Rücken für Stütze und Balance sorgen. Die Füße müssten hinter dem Kopf den Boden berühren. Ist das nicht der Fall, kannst du ein Kissen oder einen Block als Stütze verwenden, um die Erde ein wenig näher zu holen und die Füße daraufzustellen. Halte die Knie weich und lege sie vielleicht auf den Augenbrauen ab, wenn sich das gut anfühlt. Wenn der Bewegungsspielraum reicht, kannst du sie auch neben den

In der Phase der Abnehmenden Sichel möchte ich dich gerne in Erdnähe halten und habe mir deshalb einen Flow im Sitzen ausgedacht. Dieser Flow wird zu einer Bewegungsmeditation, und ich möchte, dass du dich traust, den Regungen deines Körpers zu folgen. Wenn du das Gefühl hast, dass du in eine andere Haltung gehen möchtest, dann nimm sie ein, nimm dir die Freiheit dazu – bleib nicht stecken. Lasse die Körperbewegungen zu, die für dich erholsam sind.

Ohren zu Boden lassen. Wenn du dich in der Haltung wirklich geöffnet hast, kannst du die Hände auf die Erde sinken lassen, aber überstürze das nicht, es wird sich wahrscheinlich schnell sehr intensiv anfühlen. Bleibe drei Minuten in dieser Haltung und denke dir dabei: Wirbelsäule weich, Wirbelsäule weich.

Diese Haltung erinnert mich an die Redewendung »Den Kopf in den Sand stecken«, aber wir verstecken uns dabei nicht vor unseren Gedanken oder Gefühlen. Denn wenn wir uns von der Außenwelt abschotten, können wir tiefer als sonst in unser Inneres vordringen. Nutze diese Gelegenheit zur Introspektion, um in dich hineinzuhorchen: Was brauchst du, was braucht dein Herz? Höre zu und erkenne.

Dein Flow für die abnehmende Sichel

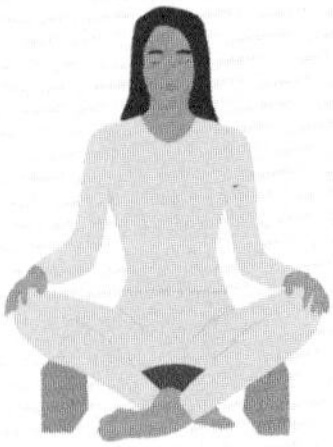

Diese Übungsfolge beginnt im Sitzen, also mach es dir im **Schneidersitz** (*Sukhasana*) bequem. Wenn du dich auf ein Kissen oder einen Block setzt, wird das Becken angehoben, und die Knie können weich werden. Setze dich aufrecht hin, die Schultern sind entspannt, die Hände liegen auf den Knien oder den Oberschenkeln, je nachdem, wie es sich am bequemsten anfühlt. Schließe die Augen und komme in dieser Sitzhaltung an.

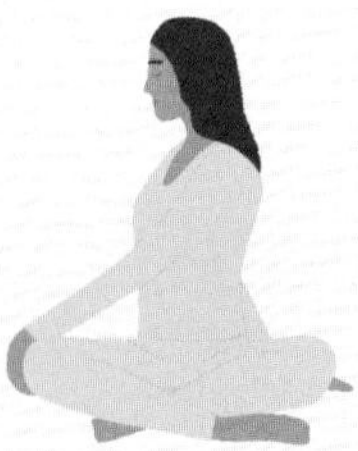

Wenn du bereit bist, nimmst du drei tiefe, reinigende Atemzüge, indem du durch die Nase einatmest und mit einem großen Seufzer durch den Mund ausatmest. Beim nächsten Einatmen hebst du die Arme über den Kopf und streckst sie Richtung Himmel. Beim Ausatmen beginnst du eine **Drehung** (*Parivritta Sukhasana*) nach rechts. Lege die linke Hand auf das rechte Knie und die rechte Hand hinter dir auf den Boden. Recke dich einatmend empor und drehe dich ausatmend so weit, wie es sich angenehm anfühlt. Achte darauf, dass du das Kinn mitnimmst, und blicke über die rechte Schulter. Zähle bis fünf. Atme dann ein und hebe die Arme wieder Richtung Himmel. Mit dem Ausatmen drehst du dich nach links, wobei du die Wirbelsäule wieder lang lässt und über die linke Schulter blickst.

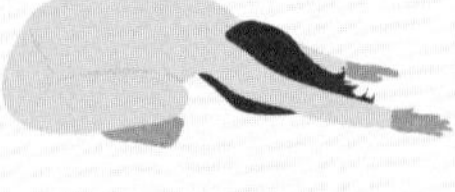

Mit dem nächsten Atemzug streckst du die Arme wieder nach oben und führst sie im Bogen nach hinten zum Boden. Es reicht, wenn die Fingerspitzen aufsetzen. Hebe den Brustkorb sanft in die Höhe und lasse den Kopf so weit nach hinten fallen, wie es sich für dich gut anfühlt. Dann wieder die Arme über den Kopf, Wirbelsäule lang, und der Oberkörper sinkt in die **Vorbeuge** (*Adho Mukha Sukhasana*) über die gekreuzten Beine, die Wirbelsäule rundet sich. Noch einmal bis fünf zählen. Dann die Wirbelsäule wieder Wirbel für Wirbel aufrollen. Kreuze nun die Beine andersherum und wiederhole die gleiche Übungsfolge auf der anderen Seite.

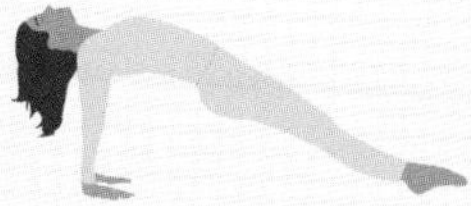

Anschließend schiebst du die Hände weit hinter dich und setzt die Fußsohlen auf den Boden, um in eine **umgedrehte Bretthaltung** (*Purvottanasana*) zu gelangen. Brust hoch, Beine stark. Atme tief ein und lasse dann ausatmend das Becken auf den Boden sinken. Falte den Körper nach vorne in die **Vorbeuge** (*Paschimottanasana*), sodass sich die Wirbelsäule rundet. Wiederhole diesen Wechsel zwischen **umgedrehter Bretthaltung** (*Purvottanasana*) und **Vorbeuge** (*Paschimottanasana*) im Sitzen ein paarmal und genieße die Beuge- und Streckbewegung, die du in der Wirbelsäule spürst.

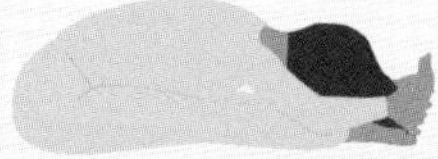

Strecke nun das rechte Bein vor dir aus und lege den linken Fuß an die Innenseite des rechten Oberschenkels oder die Wade, um in die **Kopf-Knie-Stellung** (*Janu Shirshasana*) zu kommen. Hebe einatmend die Arme in die Höhe und gehe ausatmend in eine **Vorbeuge** über dem ausgestreckten Bein. Die Hände kannst du auf dem Boden, dem Schienbein oder dem Fußgelenk ablegen oder, wenn du Spielraum dafür hast, um den rechten Fuß gelegt verschränken. Verweile hier für drei tiefe Atemzüge.

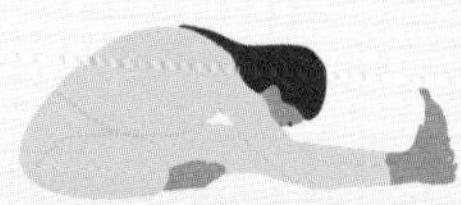

Richte den Körper wieder auf und stütze die linke Hand hinter dir auf dem Boden auf. Lasse das linke Knie am Boden und hebe das Becken an, während die rechten

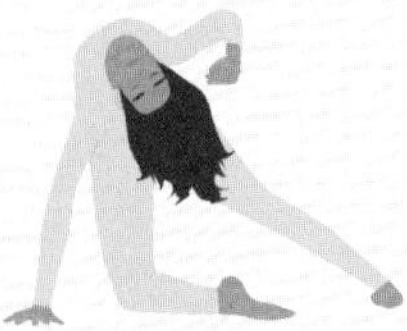

Zehen fest in den Boden drücken: Das ist das **Mini-Wild-Thing** (*Camatkarasana*). Dein rechter Arm streckt sich über den Kopf Richtung Matte. Was für eine wunderbare Dehnung entlang der ganzen Flanke. Bleibe drei Atemzüge in der Haltung.

Senke die Hüfte auf den Boden ab und lege die Fußsohlen zum **Schmetterling** (*Bhadrasana*) zusammen. Die Füße dürfen dabei so weit weg von der Leiste oder so nah dran sein, wie du möchtest. Hebe beim Einatmen den Brustkorb und beuge dann beim Ausatmen den Oberkörper nach vorne. Bringe den Körper wieder in eine aufrechte Haltung und wiederhole dann die Abfolge **Kopf-Knie-Stellung** (*Janu Shirshasana*), **Mini-Wild-Thing** (*Camatkarasana*). und **Schmetterling** (*Bhadrasana*), aber nach links gewandt.

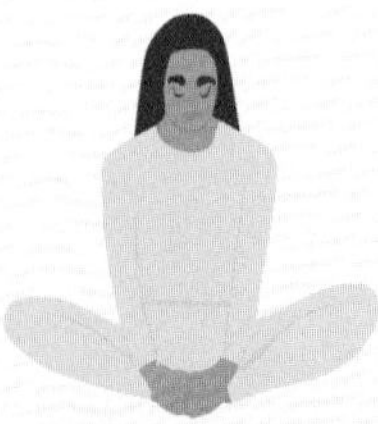

Begib dich in die Rückenlage, ziehe die Knie an die Brust und hole die Beine über den Kopf in die **Schnecke**. Verweile zwei bis fünf Minuten.

Löse die Haltung, wechsle in die **Ruhehaltung** (*Shavasana*) und ruhe dich aus.

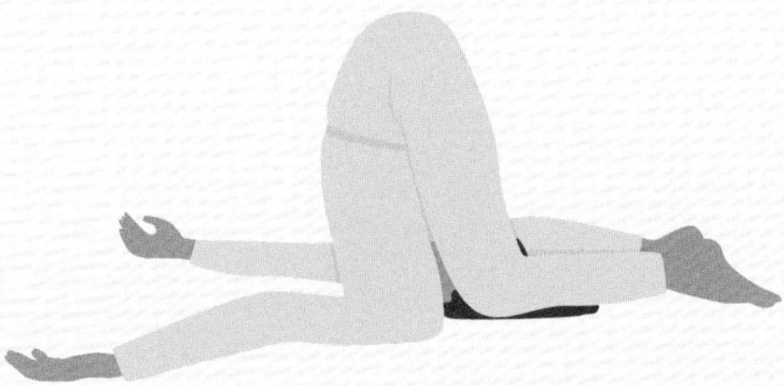

Journalingideen

Was halte ich von diesem Mondzyklus?

Was funktioniert nicht mehr?

Wie kann ich meine Selbstfürsorge verbessern?

Welche einfache Veränderung im Alltag kann ich vornehmen, um zu mehr Leichtigkeit zu finden?

Affirmationen

Ich lasse die Vergangenheit los und begreife Schwierigkeiten als Chance, um daran zu wachsen.

Ich vergebe mir Vergangenes und bin offen für das Gute, das vor mir liegt.

Ritual: Freiraum schaffen

Bevor du zur völligen Ruhe übergehst, solltest du die Energie der Abnehmenden Sichel nutzen, um Platz zu schaffen und deine Umgebung so weit wie möglich zu entrümpeln. Wenn du dich damit überfordert fühlst, fange einfach klein an.

Wähle ein Zimmer, in dem du viel Zeit verbringst, und fange dort an.

- ☾ Öffne als Erstes ein Fenster, soweit vorhanden. Falls es kein Fenster gibt, lasse die Tür offen.
- ☾ Nimm dir etwas Zeit, um dich im Zimmer umzusehen, und atme dann dreimal tief ein und aus. Vielleicht machst du auch deine Lieblingsmusik an.
- ☾ Beginne nun, deinen Wohnraum von Gegenständen zu befreien, die du nicht brauchst. Entferne alles, was vielleicht alt ist, nicht mehr benutzt wird oder (wie Marie Kondo sagen würde) »keine Freude entfacht«. Nimm dir etwas Zeit, um beim Ausmisten Ordnung zu schaffen, sodass mehr Platz in deinem Zuhause entsteht. Es ist erstaunlich, wie viel Freiheit das im Kopf schafft. Achte darauf, dass du achtsam mit deiner Zeit und Energie umgehst. Es gibt keinen Grund zur Eile, genieße den Entschlackungsprozess.
- ☾ Wenn du fertig bist, dann nimm ein brennendes Räucherstäbchen oder eine Kerze in die Hand und stelle dich damit in die Tür zu dem Zimmer. Trage den Rauch oder die Kerze langsam im Uhrzeigersinn durch den Raum und lasse den

Rauch (oder vor deinem geistigen Auge die Kerzenflamme) in alle Ecken und Winkel des Zimmers dringen.

- Im Gehen sagst du dir: »Alle Energien, die hier nicht gebraucht werden, können jetzt frei werden«. Bei offenem Fenster kann nun der Rauch, der die unerwünschten Energien trägt, in die Außenwelt entweichen, und dein Zimmer fühlt sich frisch, offen und geräumig an. Du kannst im Rest deiner Wohnung damit weitermachen, aber du musst nicht.

Noch mehr, was du tun kannst, um Freiraum zu schaffen:

- Befreie deinen Terminkalender von allen beruflichen Verpflichtungen, die sich leicht auf die nächste Woche verlegen lassen.
- Melde dich von allen Newsletter-Abos ab, die deinen E-Mail-Posteingang verstopfen.
- Spende Kleidung, Bücher, Möbel oder Schmuck an Hilfsorganisationen.
- Miste den Kühlschrank aus.
- Bringe den Müll raus.
- Jäte Unkraut im Garten.

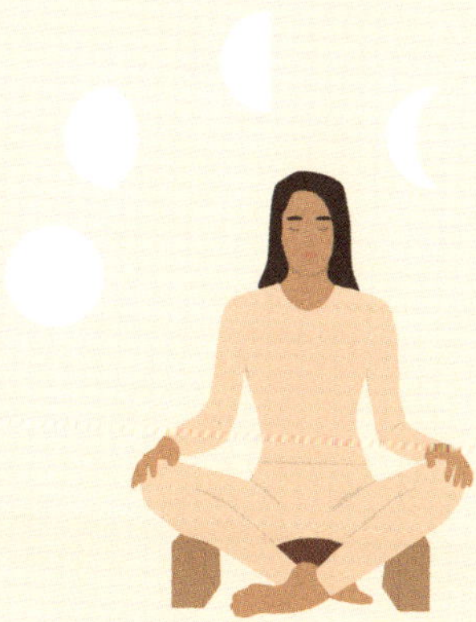

9. Phase

Dunkler Mond

Stille | Reflexion | Tiefgründigkeit | Stärke

Der Dunkle Mond tritt sehr selten auf und bezeichnet den zweiten Vollmond in einem Monat. Wenn man bei Dunklem Mond in den Himmel schaut, sieht man den Mond nicht. Er steht genau zwischen Sonne und Erde und hat der Erde so seine unbeleuchtete, dunkle Seite zugewandt.

Der Dunkle Mond ist eine Zeit der völligen Ruhe. Entschleunigung reicht nicht, jetzt ist die Zeit für Stillstand und Ruhe. Diese besondere Mondphase kann sich schwer, trübe und traurig anfühlen. Es ist eine Zeit, in der unser Schatten zum Vorschein kommen kann. Was ist unser Schatten? Er ist eine Seite unserer Persönlichkeit, die wir alle haben, aber lieber verleugnen. Negativität, Zweifel, Angst und Hochstapler-Syndrom gehören allesamt zum Schatten und könnten in dieser Mondphase ihren kleinen Auftritt haben. Meiner Meinung nach können wir daraus eine Lehre ziehen: Wir alle haben sowohl helle als auch dunkle Seiten, und wie beim Mond scheinen sie manchmal mehr durch, manchmal weniger.

Falls du also in dieser Mondphase etwas von deiner dunklen Seite spürst, dann mach dir bewusst, dass das in Ordnung ist. Akzeptiere diese trägere Energie und sei nett zu dir selbst. Du machst das schon.

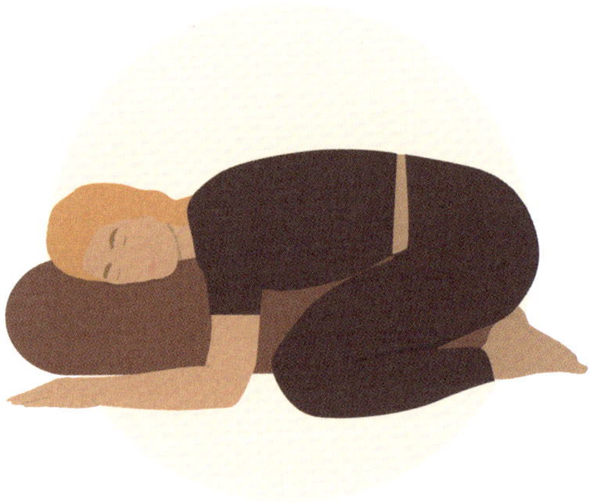

Yin-Haltung
Stellung des Kindes

In der Stellung des Kindes dürfen wir unsere Energie nach innen ziehen – perfekt für die Phase des Dunklen Mondes. Die Wirbelsäule darf sich längen, Hüftgelenke, Oberschenkel und Fußgelenke dürfen sich öffnen. Diese Haltung hilft, Stress und Ängste abzubauen und kann auch bei Schlaflosigkeit helfen. Was ich an dieser Haltung besonders mag, ist die Tatsache, dass sie dadurch, dass die Stirn auf einen Block, ein Buch oder ein Kissen gelegt wird, das dritte Augenchakra (*Ajna Chakra*) aktiviert und massiert. Das dritte Auge ist eines der Tore zu unserer Intuition, zur uns allen innewohnenden Weisheit.

Zwar wird diese Haltung in der Yogastunde oft zur Entspannung verwendet (wozu sie auch da ist), aber sie wirkt durchaus auch kräftigend und aktivierend! Das gefällt mir!

Am liebsten hätte ich geschrieben: »Mach jetzt bitte 20 Minuten Ruhehaltung!« Aber dann wärst du vielleicht ein bisschen enttäuscht gewesen. Dieser Flow spiegelt die sehr langsame, ruhige Energie des Dunklen Mondes wider.

Wir beginnen in der Rückenlage, und du kannst in jeder Stellung so lange verweilen, wie du es für richtig hältst. Es gibt hier absolut keinen Grund zur Eile. Die Nähe zum erdenden Erdboden hält dich mit unserer göttlichen Mutter Erde verbunden. Bleibe stark und geborgen und genieße das Stillhalten.

Begib dich in den Vierfüßlerstand, spreize die Knie nach außen zum Mattenrand und lege die Füße dicht nebeneinander. Die Zehen können sich berühren, wenn du magst. Verlagere dein Gewicht sanft in Richtung der Fersen und lasse das Becken sinken, möglichst bis zu den Fersen, wenn es sich für dich angenehm anfühlt. Bei einigen ruht das Becken ganz auf den Fersen, bei anderen bleibt der Po vielleicht etwas höher – beides ist okay. Rücke dich so zurecht, dass sich die Hüften so angenehm wie möglich anfühlen. Für die Arme gibt es mehrere Möglichkeiten: Du kannst die Hände neben den Füßen ablegen, sodass die Schultern wirklich weich werden, aber du kannst auch die Arme vor dir ausstrecken. Das kann dazu führen, dass sich die Haltung etwas anstrengender anfühlt, also probiere aus, was dir besser gefällt.

Dein Flow für den dunklen Mond

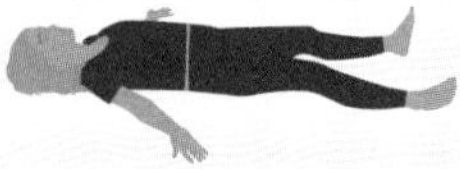

Wir beginnen die Übung in **Rückenlage**. Lasse den ganzen Körper auf die Erde sinken. Nimm drei tiefe, reinigende Atemzüge mit einem kleinen Seufzer bei jedem Ausatmen, damit der Körper alle Spannungen des Tages loslassen kann. Wenn du bereit bist, ziehst du die Knie an die Brust, hältst sie mit den Händen fest und wiegst die Wirbelsäule von rechts nach links. Vielleicht kreist du auch mit den Knien ganz leicht im und dann entgegen dem Uhrzeigersinn.

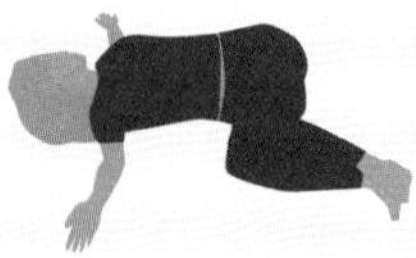

Mit einer **sanften Drehung** (*Makarasana*) lässt du dann die Knie nach rechts sinken, wo sie übereinander zum Liegen kommen. Wende den Blick nach links. Atme zweimal tief ein. Lasse zu, dass die Wirbelsäule erwacht.

Komme zurück in die Mitte und hebe einatmend beide Beine mit gebeugten Knien in die Höhe zum **Happy Baby** (*Ananda Balasana*). Halte die Außenseiten der Füße oder die Fußgelenke fest und führe die Knie sanft erdwärts (nicht ziehen!).

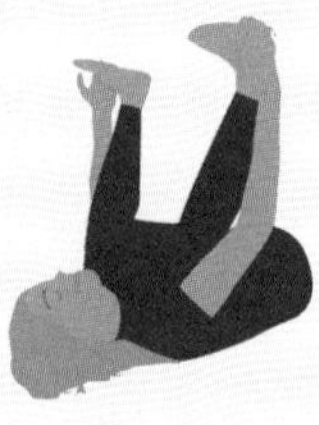

Lasse die Füße los, lege die Knie wieder vor der Brust zusammen und lasse sie ganz nach links kippen, sodass die **Drehung** (*Makarasana*) zur anderen Seite entsteht. Wiederhole diese kleine Abfolge von **Drehung** (*Makarasana*) zum **Happy Baby** (*Ananda Balasana*) und wieder zurück noch mindestens zweimal. Rolle den Körper sanft von einer Seite zur anderen. Das müsste sich äußerst angenehm anfühlen!

Ziehe die Knie wieder an die Brust und schiebe die Unterarme in die Kniekehlen. Krümme die Wirbelsäule wie einen Ball und schaukle auf und ab. Fange ganz klein an und lasse die Schaukelbewegung dann allmählich wachsen. Halte das Kinn eng an der Brust, damit die ganze Wirbelsäule diese wunderbare Massage spürt.

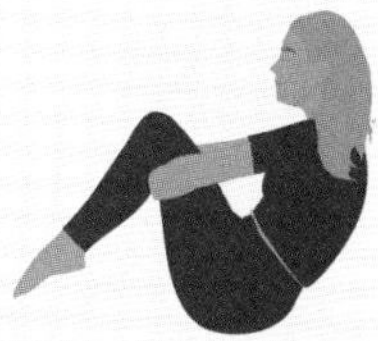

Rolle dich in eine Sitzhaltung empor. Beuge das linke Bein und lege die Ferse an die rechte Pobacke. Schlage den rechten Fuß über das linke Knie. Den rechten Arm stützt du mit den Fingerspitzen hinter der rechten Pobacke auf, den linken Arm hebst du in die Höhe, drehst dann den Oberkörper nach rechts und hakst den linken Ellbogen über dem rechten Knie ein: **Drehsitz** (*Ardha Matsyendrasana*).

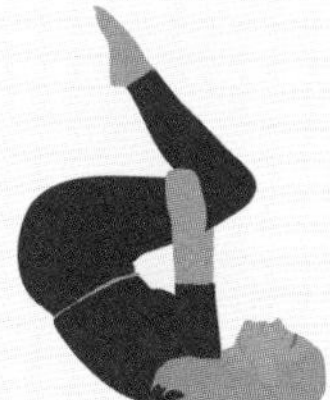

Atme ein und lasse Energie die Wirbelsäule emporströmen, sodass du ein Stückchen aufrechter sitzt. Schau, ob du noch weiter in die Drehung gehen kannst. Bleibe ein paar Atemzüge in der Haltung. Löse die Drehung und drehe dich in die entgegengesetzte Richtung. Auf dieser Seite wirst du viel Weite spüren.

Wende den Körper zur Vorderseite der Matte und nimm einen entspannten **Schneidersitz** (*Sukhasana*) ein, wobei du das rechte Bein vor dem linken kreuzt.

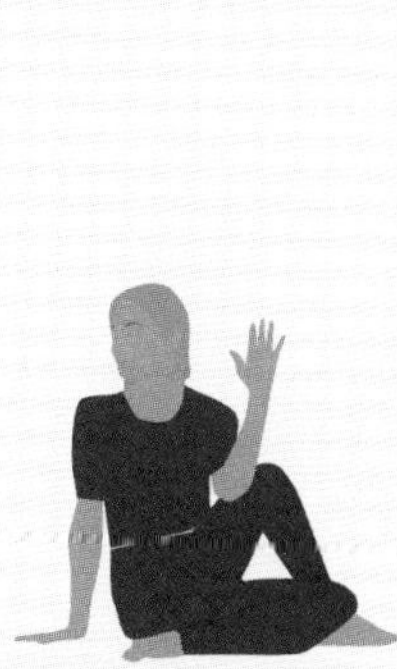

Neige den Oberkörper in eine **Vorbeuge** (*Adho Mukha Sukhasana*), sodass die rechte Hüfte schön tief gedehnt wird. Bleibe drei Atemzüge in der Haltung, richte dann den Oberkörper auf und stütze die Hände hinter dem Po auf,

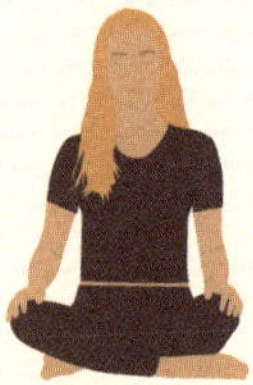

mit den Fingerspitzen nach vorne. Stelle die Fußsohlen hüftbreit auf dem Boden auf. Atme ein und hebe das Becken, sodass du in eine **umgedrehte Bretthaltung** (*Purvottanasana*) kommst. Dabei blickst du nach vorne oder in die Höhe und dehnst die gesamte Körpervorderseite. Zähle bis fünf. Lasse dann das Becken wieder sinken, kreuze erneut die Beine (wieder das rechte vor dem linken), geh in die **Vorbeuge** (*Adho Mukha Sukhasana*) und verweile drei tiefe Atemzüge. Rolle dann die Wirbelsäule erst in den aufrechten Sitz und dann nach hinten in die Rückenlage (das muss gar nicht langsam geschehen!). Nimm wieder die Ausgangsposition ein.

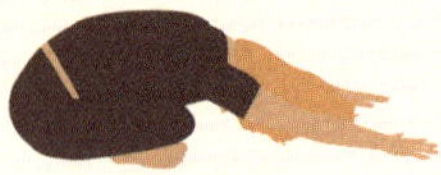

Führe die Übungsfolge noch einmal auf der anderen Seite durch.

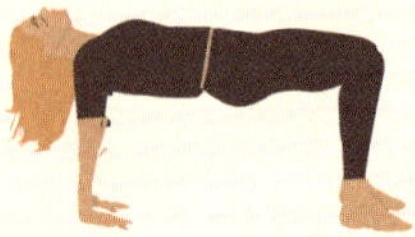

Begib dich in die **Stellung des Kindes** (*Balasana*), wobei du die Stirn auf einem Block oder einem Kissen ablegst, und verweile drei bis sechs Minuten – oder noch besser, solange du kannst.

Finde in die **Ruhehaltung** (*Shavasana*) und ruhe dich aus.

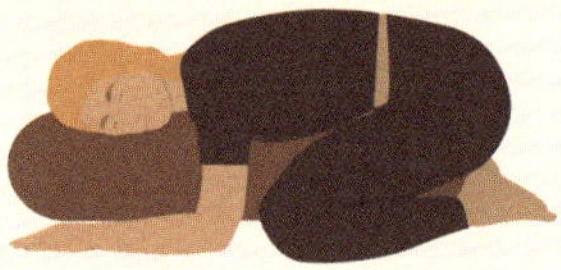

Journalingideen

Welchen Rat würde ich einer jüngeren Version von mir geben?

Wie kann ich heute mehr Ruhe finden?

Was bedeutet das Wort »Hingabe« für mich?

Was muss in meinem Körper oder in meiner Seele still werden?

Affirmationen

In der Stille finde ich Frieden und Klarheit.

Ich erlaube mir, zu rasten und zu genesen.

Ritual: Ruhe in der Natur

Der Dunkle Mond verleitet mich dazu, in mich zu gehen und die Natur aufzusuchen. Dieses Ritual erfüllt beides perfekt und ist supereinfach.

Bevor du irgendetwas tust, möchte ich, dass du dir kurz Zeit nimmst und an einen dir bekannten Ort in der Natur denkst, den du leicht von zu Hause oder der Arbeit erreichen kannst. Vorzugsweise ist dieser Ort nicht allzu belebt und laut. Es kann eine Stelle im nächstgelegenen Park oder Wald sein. Vielleicht hast du auch einen großen Garten. Wenn du an diesen Ort denkst, sollte dich ein Gefühl der Ruhe überkommen und du solltest den Wunsch verspüren, dorthin zu gehen. Keine Panik, wenn dir kein Ort in den Kopf kommt. Mache einen Ausflug und erkunde, welche magischen Naturorte es in deiner Umgebung gibt.

Während ich an diesem Buch schrieb, habe ich einen neuen heiligen Ort in meiner Nähe gefunden. Eines Morgens nahm ich spontan eine andere Abzweigung von meiner Straße und stieß auf einen zauberhaften Ort mit Blick auf den Wald und das Meer. Geht nach draußen und suchet, meine Lieben, es macht solche Freude, neue Gaben von Mutter Erde zu entdecken.

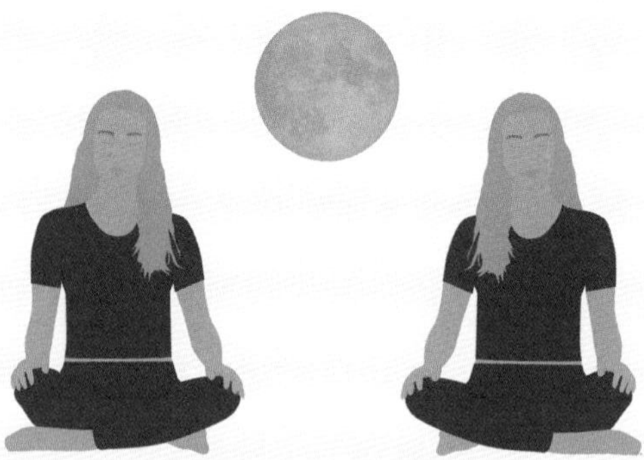

Wenn du dich für einen heiligen Naturort entschieden hast, möchte ich, dass du dir bei Dunklem Mond eine Decke einpackst und dorthin gehst. Idealerweise gehst du am Nachmittag oder frühen Abend hin, aber auch hier gilt: wann es dir passt. Wenn du angekommen bist, suchst du dir einen bequemen Platz, breitest dort die Decke aus und legst dich hin.

Achte darauf, dass sich unter dir keine Steine oder Zweige befinden, die es dir unbequem machen könnten. Wenn du bequem liegst, schließe die Augen und lasse den Atem langsamer werden. Erlaube dem Körper und der Seele, sich an die Umgebung zu gewöhnen. Spüre die Brise auf der Haut, vielleicht die Sonne auf dem Gesicht. Lasse die Gedanken so gut wie möglich zur Ruhe kommen. Scanne nun den ganzen Körper, angefangen mit den Füßen: Arbeite dich im Geist Stück für Stück nach oben und sage jedem Körperteil, dass es weich werden und sich entspannen soll. Wenn du es bis zum Scheitel geschafft hast und dich sehr entspannt fühlst, dann erlaube dir die tiefe Rast und Ruhe. Tue wirklich gar nichts. Liege still.

Erlaube dem ganzen Körper, die unter und über dir und um dich herum strömenden Heilenergien unserer wunderbaren Planetin aufzusaugen. Die gesundheitlichen Vorteile dieser Übung sind enorm – das Zur-Ruhe-Finden in der Natur kann Ängste abbauen, den Blutdruck senken, Stress und Sorgen mindern. Jeder Aufenthalt in der Natur gibt uns neue Energie, fördert die Vitalität und macht superentspannt und gelassen.

Es gibt kein Zeitlimit für dieses Ritual , also mache es so lange, wie du kannst. Bevor du dich bewegst, nimm dir einen Moment Zeit, um Mutter Erde für die Heilung zu danken, die sie dir geschenkt hat.

Wenn du bereit bist, dann richte dich langsam auf und gehe ruhig nach Hause.

Vollmond-haltungen

Monat für Monat

Der Vollmond hat jeden Monat einen bestimmten Namen, der meist mit der Jahreszeit oder dem Wetter zu tun hat. Viele dieser Namen stammen aus den indigenen Kulturen Amerikas. Im Folgenden findest du Übersetzungen der zwölf häufigsten Vollmondnamen. Mir gefallen die Geschichten, die hinter jedem Namen stecken. Sie erinnern mich daran, dass der Mond im Laufe der Zeit von unheimlich vielen Menschen betrachtet wurde. Nur ein einziger Mond – was der schon alles gesehen hat! In diesem Kapitel erzähle ich dir etwas über die Geschichte jedes Mondes und gebe dir eine Yogahaltung mit, die meiner Meinung nach zur Energie des Mondes passt. Wenn der jeweilige Vollmond eintritt, kannst du die entsprechende Haltung vielleicht in die Übungsfolge einbauen, um die Energie, die er hervorruft, wirklich auszunutzen.

- **Januar – Wolfsmond**
- **Februar – Schneemond**
- **März – Wurmmond**
- **April – Rosa Mond**
- **Mai – Blumenmond**
- **Juni – Erdbeermond**
- **Juli – Bockmond**
- **August – Störmond**
- **September – Maismond**
- **Oktober – Jägermond**
- **November – Bibermond**
- **Dezember – Kalter Mond**

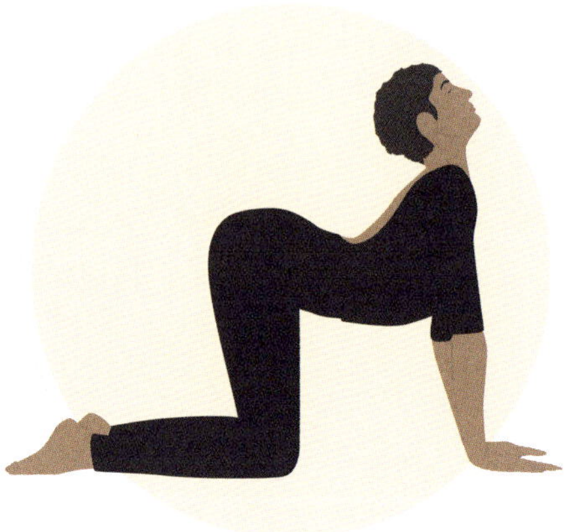

Januar | Wolfsmond

Das Jahr beginnt mit dem *Wolfsmond*, da man in den verschneiten Bergen Nordamerikas die Wölfe heulen hörte, die hungrig nach Beute suchten. Der Winter ist eine Zeit, um zu entschleunigen, die Energien zu erden, Kraft in sich selbst zu finden und sich auf das kommende Jahr vorzubereiten.

Katze – Kuh

Wenn du zwischen diesen beiden Haltungen hin und her wechselst, kommst du wirklich eng mit der Erde in Kontakt. Spüre deine Körperkraft, halte das Gleichgewicht, bewege die Wirbelsäule. Und in der Katzenhaltung kannst du vielleicht den Kopf sanft anheben und ein Wolfsgeheul unterbringen, um die mächtige Wolfsenergie zu kanalisieren.

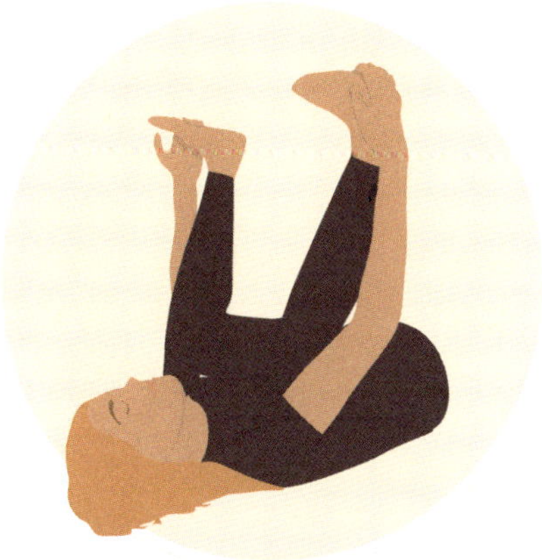

Februar | Schneemond

Der Februar-Vollmond wird aus dem einfachen Grund als *Schneemond* bezeichnet, weil es in Nordamerika in diesem Monat normalerweise die meisten Schneefälle gibt. Wenn ich nur daran denke, möchte ich mich in eine warme Decke kuscheln!

Happy Baby

Wenn Schnee schmilzt, wird er zu Wasser, und das Element Wasser steht mit den Oberschenkelinnenseiten in Verbindung. In dieser Haltung in Rückenlage kommst du besonders mit der weicheren Energie der Oberschenkelinnenseiten in Kontakt. Hier darfst du Yin-orientierter und weiblicher werden, Stille im Körper finden und die tiefe Dehnung genießen.

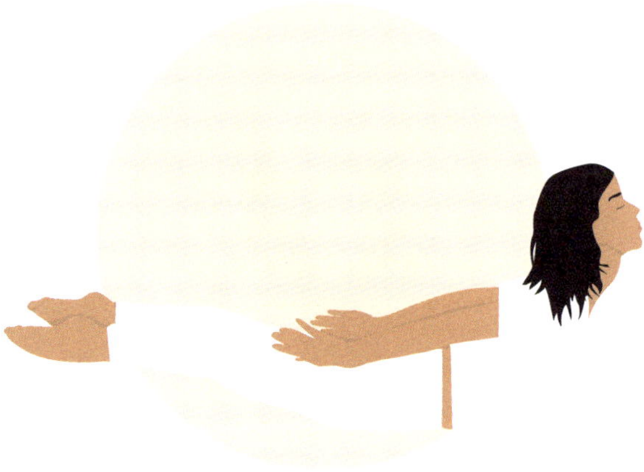

März | Wurmmond

In diesem Monat feiern wir die Frühjahrs-Tag-und-Nacht-Gleiche, eine Zeit der Erneuerung, der Fülle und der Regeneration. Die Energie ist lebhaft und voller Hoffnung. Der Vollmond dieses Monats wird *Wurmmond* genannt, weil die Kriechtiere in der Erde auftauchen und den Frühling mit sich bringen, indem sie Wachstum und Blüte fördern.

Die Heuschrecke

In dieser Haltung nutzen wir die Kräfte der Erde, um in die Rückbeuge zu gehen. Wir verwurzeln uns in der Tiefe und finden Leichtigkeit im Oberkörper. Eine Haltung, in der du das Gefühl hast, zu fliegen.

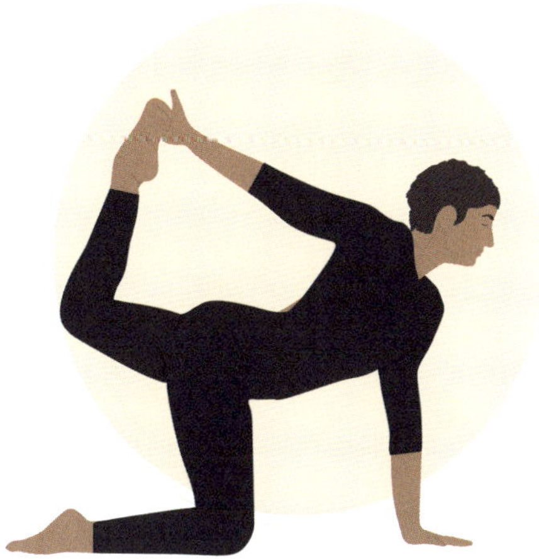

April | Rosa Mond

Der *Rosa Mond* kommt um die Osterzeit herum. Zu dieser Jahreszeit erwacht unsere schöne Erde allmählich mit Farbe und Lebendigkeit. Denke an Blütenmeere und den süßen Duft des Frühlings. Küken, Häschen und Lämmer. Diese Jahreszeit ist so voller Leben und Fülle.

Der Tiger

In dieser Haltung steckt so viel Anmut (es sei denn, dein Gleichgewichtssinn ist wie bei vielen von uns ein wenig gestört, aber mache dir da keine Sorgen!). Versuche, die Balance zwischen Hand und Knie beziehungsweise Schienbein zu finden (manchmal kann es helfen, die Zehen nach vorne anzuwinkeln). Genieße die Weite in Brust und Herz. Vielleicht hebst du sogar den Kopf, wenn du dich ganz im Gleichgewicht fühlst.

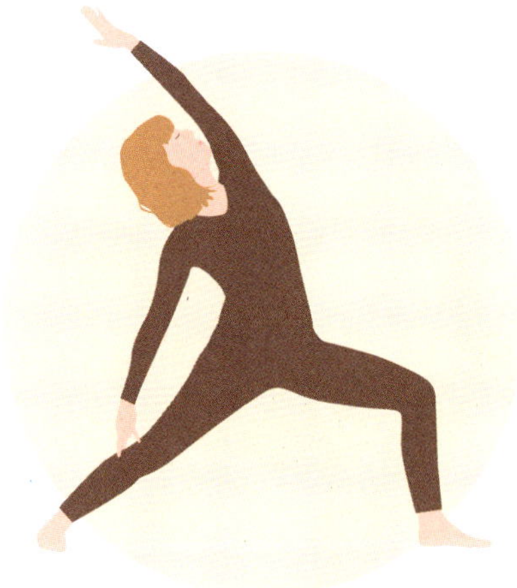

Mai | Blumenmond

Wir erreichen jetzt den Übergang vom Frühling zum Sommer, wenn Mutter Erde in ihrer vollen Pracht aus Farben, Texturen und Gerüchen erstrahlt. Angesichts all der Blüten, die sich in Hülle und Fülle öffnen, leuchtet es ein, dass der Mai-Vollmond *Blumenmond* genannt wird.

Friedvoller Krieger

Stark wie die Erde selbst stehen die Beine im Krieger, dazu kommt eine Neigung, elegant wie die Blumenblüte. Ich habe wahrscheinlich noch nie eine Yogastunde unterrichtet, in der diese Haltung nicht vorkam. Es ist so schön, sie auszuführen, denn sie lässt den Atem wirklich groß werden. Genieße es!

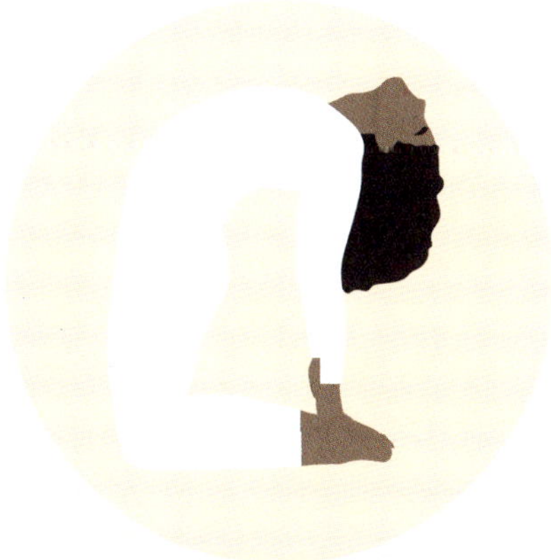

Juni | Erdbeermond

Die Sommersonnenwende ist da, lange Tage, warme Nächte und Königin Sonne auf der Haut. Der Geschmack des Sommers ist definitiv die Erdbeere, und im Juni wird die Ernte dieser köstlichen Frucht besonders üppig.

Das Kamel

Eine meiner Lieblingshaltungen in einem meiner Lieblingsmonate! Ich musste die beiden einfach zusammenbringen. Ich liebe die Art und Weise, wie man diese Haltung mit den kleinsten Anpassungen verstärken oder zurücknehmen kann. Ich möchte dir sehr empfehlen, deinem Herzen und deiner inneren Weisheit zu folgen und das zu tun, was sich für dich am besten anfühlt.

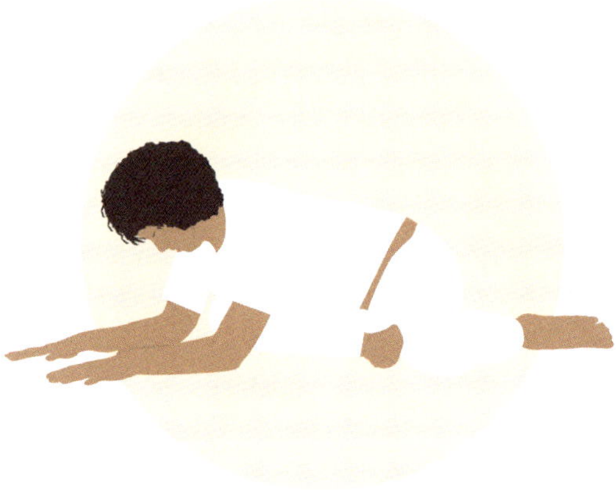

Juli | Bockmond

Der Vollmond wird im Juli *Bockmond* genannt, weil die Geweihe der Hirschböcke jetzt voll ausgewachsen sind und beeindruckende Schatten über das Gelände werfen. Hirsche geben mir immer das Gefühl von Stärke und Anmut, ich bewundere ihre Schnelligkeit und die Eleganz und Weisheit, die ihrem Anblick innewohnt.

Das Reh

In dieser Haltung bilden deine Beine ein Hirschgeweih. Es ist eine wunderbare Haltung, um die Energie zu erden und Kraft zu spüren, und man kann darin auch eine wunderschöne Wirbelsäulenverdrehung und Flankendehnung genießen. Auf jeden Fall eine meiner Lieblingshaltungen.

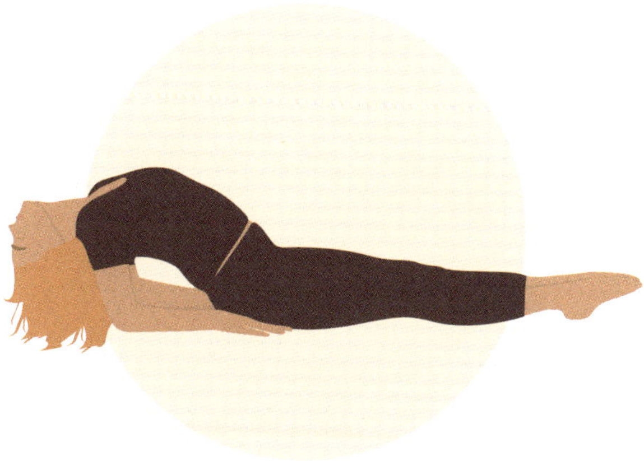

August | Störmond

Dieser letzte Vollmond des Sommers ist nach dem Stör benannt, einem urzeitlich anmutenden Süßwasserfisch, der in den Großen Seen in Nordamerika vorkommt und zu dieser Jahreszeit in Hülle und Fülle auftritt.

Der Fisch

Empfange die Fischenergie mit diesem imposanten Aufbäumen des Brustkorbs. Die Art und Weise, wie die Wirbelsäule hier von den Armen gestützt wird, erinnert mich wirklich an die Biegsamkeit des Rückgrats eines Fisches. Erlaube den Schultern, sich zu öffnen und finde für den Hals ein Gefühl der Freiheit.

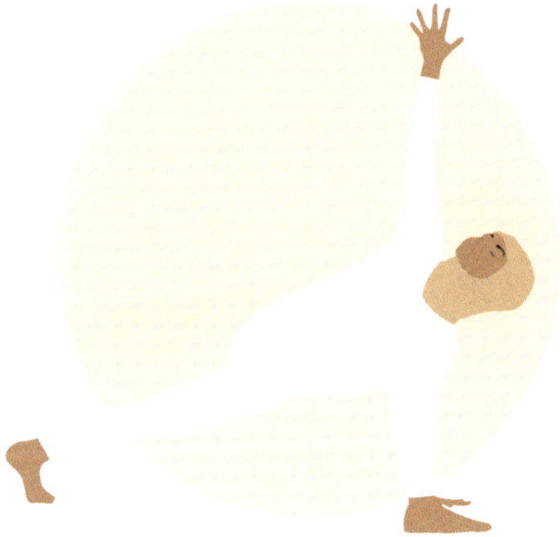

September | Maismond

Der September ist die Zeit der Ernte. Nach all der harten Arbeit, die du das ganze Jahr über geleistet hast, fährst du jetzt die Ernte ein. Der Name dieses Vollmondes kommt daher, dass der Mais zu dieser Jahreszeit reif und bereit zum Pflücken ist. Dieser Vollmond fällt in die Nähe der Herbst-Tag-und-Nacht-Gleiche. Ziehe also Bilanz und sei stolz darauf, wie weit du gekommen bist.

Gedrehte seitliche Winkelhaltung

Ich habe diese Haltung ausgewählt, weil ich immer sofort Energie verspüre, sobald ich sie einnehme. Und für die Zeit der Ernte und der Tag-und-Nacht-Gleiche brauchen wir schon etwas Energie, denn es gibt viel zu tun! Eine wunderschöne Haltung, die sich anfühlt, als würde man die Wirbelsäule auswringen wie einen nassen Waschlappen.

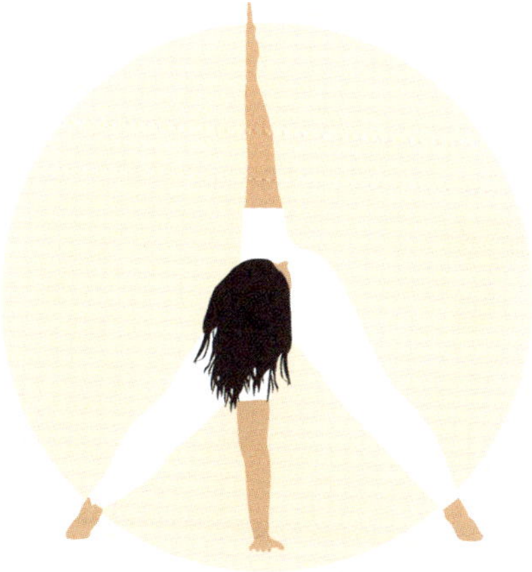

Oktober | Jägermond

Hier findet wieder ein Wechsel der Jahreszeiten statt: Die Nächte werden etwas kühler, die Abende dunkler. Jetzt ist es an der Zeit, sich für die Wintermonate einzudecken und auf die Jagd zu gehen. Ich kann mir gut vorstellen, wie wichtig diese Zeit des Jahres früher war.

Weite Grätsche im Stehen mit Aufdrehen

Weiter geht es mit dem Thema Drehung, denn ich finde, dass Drehungen eine wunderbare Energie im Körper erzeugen. In dieser Drehung finden wir Halt und Stütze von Grund auf, und die lange Dehnung, die erzeugt wird, fühlt sich wirklich angenehm an.

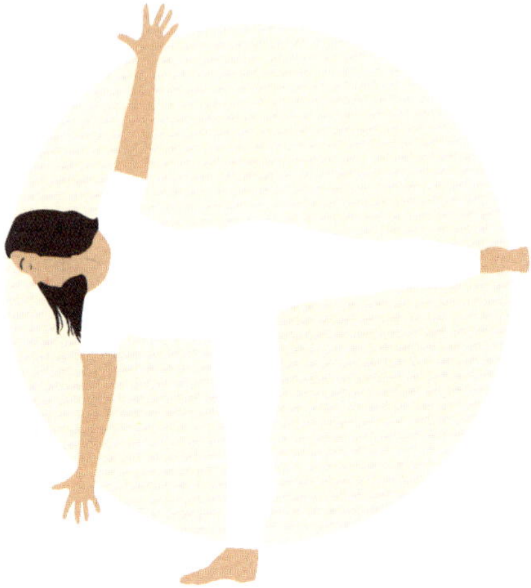

November | Bibermond

Zur Zeit des Vollmonds im November sind angeblich die Biber am aktivsten. Biber sind dafür bekannt, dass sie ihre Aufgaben durch gute Zusammenarbeit schaffen und aneinander die Stärken zu schätzen wissen. Mir gefällt dieser Gedanke des Zusammenhalts sehr gut, denn manchmal fühlt man sich im Winter ziemlich einsam. Dieser Vollmond ermutigt uns dazu, im Kreis unserer Lieben um Unterstützung und Liebe zu bitten.

Der Halbmond

Diese ausgleichende Haltung fühlt sich an und sieht aus, als wollte man mit dem Körper in alle vier Richtungen gleichzeitig. Die Balance muss mit beiden Armen und Beinen gemeinsam gefunden werden, und man kann die Übung abwandeln, indem man die untere Hand auf einen Block legt. Es kann auch helfen, den Blick auf den Boden zu richten. Das Schöne daran ist die spürbare Dehnung und die zu findende Weite.

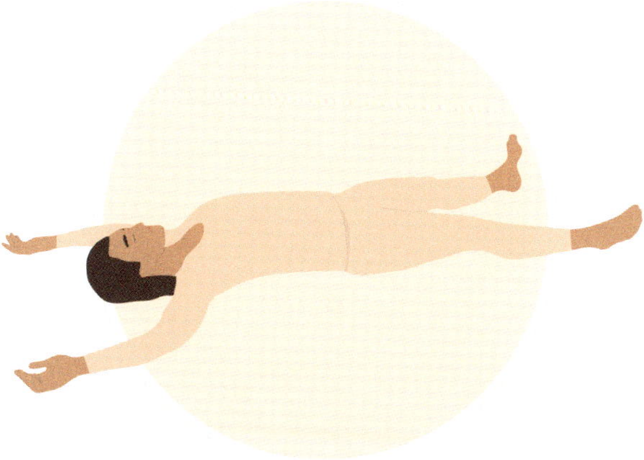

Dezember | Kalter Mond

Der Vollmond im Dezember ist der letzte Vollmond des Jahres und tritt normalerweise vor der Wintersonnenwende ein. Warum wohl ***Kalter Mond***? Wie du dir sicher vorstellen kannst, ist es draußen ziemlich kalt. Das zieht die Energie nach innen, man zieht sich zurück und kommt zur Ruhe. Ein friedvoller Vollmond, eine stille Zeit.

Das Pentagramm

Diese Haltung erlaubt es uns, in uns zu gehen und zu prüfen, wo wir stehen. Bei dieser Haltung liegst du ausgebreitet auf dem Rücken und fühlst die Umarmung von Mutter Erde. Eine wirklich kräftigende und hilfreiche Erfahrung.

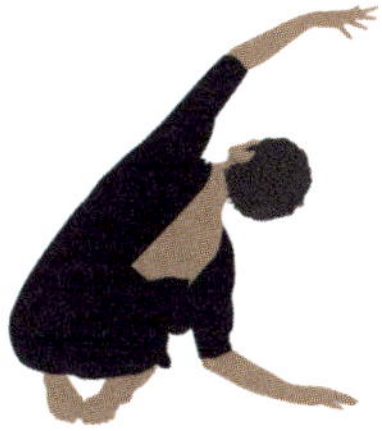

Über die Autorin

Lisa Hood ist die Gründerin von LAHoodyoga, einer Community, die vor Ort und online aufbauende und kreative Yogastunden, intensive Heilungsrituale und Zeremonien anbietet. In ihre Yoga-Arbeit lässt Lisa die Mondphasen, Kristalle, die Heilpflanze Kakao, Tarot und Orakelkarten einfließen. So macht sie moderne Mystik einfach und zugänglich. Lisa strebt danach, die Kluft zwischen Körper, Geist und Herz zu überbrücken, und eröffnet Menschen die Möglichkeit, mit sich selbst in Kontakt zu kommen und die Kraft zu entdecken, die sie in sich tragen.

Lisa arbeitet seit über 18 Jahren mit Menschen. Als ausgebildete Profitänzerin, die auf der ganzen Welt aufgetreten ist und heute einen Raum für Yoga und Rituale anbietet, verfügt sie über ein tiefes Wissen über den Körper und die Seele. Lisa begann 2002 um ihrer Tanzkarriere Willen mit dem Üben von Yoga, denn dadurch konnte sie Kraft und Flexibilität gewinnen und erhalten und so Verletzungen vorbeugen. Anfangs legte sie mehr Wert auf die körperlichen Aspekte des Yoga, aber im Laufe der Jahre erkannte und spürte sie, dass sich Yoga nicht nur auf den Körper auswirkt, sondern auch auf den Geist und die Seele. 2014 begann sie ihre Ausbildung zur Yoga-Lehrerin in der Hot-Yoga-Methode Fierce Grace, vertiefte aber bald darauf ihre Studien und arbeitete vorwiegend mit Mandala-Vinyasa und Yin-Yoga. Inzwischen hat sie über 500 Stunden Lehrausbildung durch die Yoga Alliance absolviert, unter anderem für prä- und postnatales Yoga mit Babymassage. Lisas Community bedeutet ihr alles. Ihre Bedürfnisse zu verstehen, hat für sie höchste Priorität, und sie ist durch ihre Newsletter, Kurse, Workshops und Retreats regelmäßig in Kontakt mit ihr. Sie hatte die Ehre, bei Lululemon, Sweaty Betty und dem Activewear-Label SILOU zu unterrichten und gehört zu den festen Yogalehrenden in der App Deliciously Ella.

Neben ihrer Arbeit ist Lisa Ehefrau und Mutter von zwei prächtigen, lebhaften Jungs und wohnt heute in Spanien. Sie liebt es, zu kochen, in der Natur spazieren zu gehen, zu lesen und hat die Gärtnerei als Hobby für sich entdeckt, was ein bisschen Ruhe in das Leben mit zwei Kindern bringt!

Lisa glaubt, dass Yoga über die Körperertüchtigung hinaus eine Möglichkeit zur Selbstermächtigung und zur Stärkung des Glaubens an sich selbst ist. Außerdem bietet Yoga die Chance, Bewegung, Stille und die Verbindung zum eigenen Atem zu kultivieren. Lisas Mission ist es, durch leicht zugängliche Rituale und wirkmächtige Zeremonien diese Energie für Menschen von heute erlebbar zu machen: für Workaholics, für Eltern ohne Zeit für sich selbst, für Menschen mit echt guten Ausreden. So werden einschränkende Glaubenssätze in positive Lebensweisen verwandelt. Dies ist Lisas erstes Buch.

www.lahoodyoga.com | hello@lahoodyoga.com | @lahoodyoga

Über die Illustratoren

Basae ist ein Designstudio mit Sitz auf der indonesischen Insel Bali. Das Team besteht aus einem multikulturellen Ehepaar, in dessen ganz eigenem kosmischen Universum sich Sonnen- und Mondenergie miteinander verbinden.

Mit ihrer minimalistischen Linienführung betonen sie die Emotionen jeder gezeichneten Figur. Das vitale Inselleben inspiriert sie besonders zu erdigen Farbtönen.

Sie haben eine Leidenschaft für den Mond und für Yoga. Bewundere ihre Magie auf ihrem Instagramaccount @the_basae.

Dank

So vielen Menschen habe ich hier zu danken, dass ich befürchte, irgendjemanden zu vergessen. Hier sind sie …

Vielen Dank an Lucy Pessell von Octopus Books, die wegen eines gemeinsamen Buchprojekts auf mich zukam. Es ist nicht das, was du ursprünglich wolltest! Aber ich weiß, dass es das ist, was wirklich geschrieben werden musste.

Meine Liebe und Dankbarkeit gilt Hannah Coughlin von Octopus Books. Keine Ahnung, ob ich das ohne dich geschafft hätte!

Dank gebührt Margaux und Nabil von Basae, die einfach unglaublich sind: Die Illustrationen sind wunderschön, ihr habt meine Vision wirklich zum Leben erweckt.

Besondere Erwähnung verdient Semra Haksever (auch bekannt als Mama Moon Candles). Danke, dass du meine spirituelle Cheerleaderin bist und mich ermutigst, groß, mutig und authentisch zu sein. Alles Liebe an dich.

Dankbarkeit gilt allen meinen Lehrerinnen und Lehrern in der Vergangenheit, Gegenwart und Zukunft. Danke für eure weisen Worte, die ich in all meine Yogastunden mitnehme.

Meinen Jungs Eloi und Timo: Danke, dass ihr mich daran erinnert habt, dass jeder Tag magisch ist, und meine Liebe für euch beide den Mond noch übersteigt. Ich bin so stolz, eure Mama zu sein.

An meinen Mann Alvaro: Ich liebe dich so sehr. Danke, dass du mich unterstützt und an mich glaubst. Wir sind wirklich ein tolles Team!

Und schließlich danke ich euch allen, die ihr dieses Buch in den Händen haltet. Meine Community bedeutet mir alles, und als ich dieses Buch schrieb, hatte ich euch alle im Sinn. Ich hoffe, dieses Buch bringt Zauber in eure Leben.

L xx